壊れた脳と生きる

高次脳機能障害「名もなき苦しみ」の理解と支援

鈴木大介／鈴木匡子
Suzuki Daisuke　Suzuki Kyoko

★──ちくまプリマー新書
376

目次 * Contents

イラストレーション＝川口澄子

〔編集部より〕各章の本文は、著者の鈴木大介さん（高次脳機能障害当事者）と鈴木匡子さん（高次脳機能障害を専門とする神経内科医）による対談をもとに構成されています。それぞれの発言部について、本文中では「大介」「きょう子先生」と表示しています。著者以外に、対談に同席していた編集部および新学術領域研究「〈個性〉創発脳」（次頁参照）原塑さん（東北大学大学院文学研究科准教授）からの発言を「――」として表示しています。

本書を制作するにあたり、東北大学における文部科学省科学研究費補助金新学術領域「多様な〈個性〉を創発する脳システムの統合的理解」（略称「〈個性〉創発脳」）代表の大隅典子先生、原塑先生をはじめスタッフの皆さまに多大なご協力を頂きました。ここに感謝いたします。

はじめに　支援職と当事者の歩み寄りを求めて

鈴木大介

僕は2015年5月（41歳）に脳梗塞《のうこうそく》を起こし、高次脳機能障害《こうじのうきのうしょうがい》を診断された当事者です。受傷前より文筆業だった僕は、「当事者の語り」としてこれまで5冊の関連書籍を執筆してきましたが、ここまでの経緯を思い起こすに、ふたつの大きな驚きがあったと思います。

まずひとつめの驚きは、この障害の持つ特性や、何に困っていて、そのときにどんな感覚を当事者が感じているのかを「分かりやすく言語化すること」が、こんなにも困難なのか、ということでした。

身体の不調であれば「こっちに曲げると痛い」「ここを押すと痛い」のように容易に言語化できますが、高次脳機能障害にはこの「痛い」に相当するような言葉がない苦しさや不自由があまりに多いのです。

例えば病後の僕は、かなりの期間「他人《ひと》の話を上手に聞く」ことに不自由を感じ続けました。とはいえ、耳が聞こえないのではありません。相手の話は、決して難しくない日常会話です。日本語の意味だって分かる。文字を書くことも読むこともできます。ただ、相手の話に自分の理解が追いつかなかったのです。

理由となる障害特性にはいくつもありますが、大きなものとして挙げられるのは高次脳機能障害に含まれる「作業記憶（作動記憶）の低下」です。これは、今聞いたばかり、見たばかりのことを脳にとどめておくことができないといった障害特性ですが、この特性があると、まずは目の前で今話している人の言葉が、リアルタイムでどんどん脳内から消えていってしまうといったことが起こります。

こうなると、ひとつひとつの単語の意味が分かったとしても、話は聞けません。相手がどんどん話を進める中、こちらはなんとか「話し始めの言葉」を頭にとどめておくことだけでも必死。それでもちょっと話が長かったり話の道筋が方向を変えたりすると、やっぱり脳内から相手の言葉は消えてあっという間に置いていかれ、結局相手が何を話したのか、何を言いたかったのか、さっぱり分からなくなってしまうのです。

こんな中、当事者は大きな混乱と不安に陥ります。

例えばそれは、猛吹雪の山中で前を行く人の足跡を頼りに必死に歩いているのに、足跡が目の前からどんどん消えてしまうようなもの。どんどん置いていかれて、独り吹雪の中に取り残されてしまう……。そこには、耐《た》え難《がた》い不安と心細さが伴います。

けれどどうでしょう？　この不自由、「痛い」と同様に、相手に伝えたとしても、すんなり理解してもらえるものではありません。最も正しく伝わる言葉は「言い始めの言葉を忘れてしまうから理解が追いつかない」、「だからゆっくり単純に話すか文字に書いて記憶が消えないようにしてほしい」でしょうが、残念ながらこれを正確に言える当事者はほとんどいません。

多くの当事者から初めに出る言葉は「分からない」、「聞こえない」、良くても「聞き取れないからゆっくり話して」でしょう。場合によっては「うるさい」、「ちょっと黙って」などと、不機嫌になる方すらいるかもしれませんし、「分かったふり」で黙っている当事者も少なからずいると思います。

接する他者もまた、混乱します。分からないと言われても日本語の意味は分かっているようだし、返事だって日本語だし、聞き取れないというわりに耳は聞こえているようだし……。言い回しを易《やさ》しくしても伝わらない当事者を見て「？？」となってしまう。

こんなにも分かってもらえないものなのか。こんなにも分かってもらうことが難しい障害がこの世にあったのか。これが、当事者になってひとつ目の驚きでした。

ふたつ目の驚きは、この障害が医療や支援の現場ですらあまりに理解されておらず、必要とされるはずの支援も制度も信じがたいほど未発達で遅れているということでした。

それこそ、この障害にプロとしてかかわっているはずの者の中にすら、前述した「聞き取れない」、「話についていけない」を理解していないケースがよく見られます。最悪なのは、僕の既刊の著書を読んでいただいた読者からの感想の中に、脳外傷や脳卒中等の既往歴《きおうれき》があって明らかに僕と同様の障害特性で苦しんでいるにもかかわらず、それまで高次脳機能診断について「未診断」「無支援」でやってきているというケースがあまりにも多数あったことです。

これは本当に、信じがたいほどの驚きでした。

なぜなら、高次脳機能障害は、いわば「日常生活が全滅する」ような障害だからです。僕自身の高次脳機能障害は比較的軽度なものでしたが、それでも日常生活や仕事に戻る中で、あまりにも簡単なことに玉砕《ぎょくさい》と言えるようなひどい失敗を重ね、七転八倒《しちてんばっとう》の思いをしました。

例えば受傷後に非常につらい思いをしたのが「駅構内でのパニック」です。高次脳機能障害の主な症状として「情報処理の障害」があるのですが、受傷後の僕にとって駅構内には情報の乱気流が吹き荒れていました。

うごめく人やあちこちでビカビカ光る案内表示、耳をふさいでも強制的に入ってくる大音量のアナウンスや何種類ものアラーム音。そうした情報の嵐の中でその処理に破綻《はたん》をきたした僕は、自分が駅の中のどこにいるのか、これからどこに行こうとしていたのか、この状況をどうすれば脱《ぬ》けられるのかすら考えられなくなり、最悪は座り込んでしまうのです。

電話に出ればすぐに相手が何を言っているのか分からなくなる、レジ会計で店員さんの言う3桁の数字すら小銭を数える間に忘れてしまう、目の前にあるものを探し出せなくて何十分もの時間が溶《と》けるようになくなっていく……。受傷後5年経《た》つ今でも、手帳に書いた記憶のない予定があって泣く泣く取引先に確認したり、たかが請求書1枚を書くにも記入漏れや形式ミスがあって何度も差し戻されたりと、毎日何らかのトラブルを経験しています。

軽度の僕ですらそんな状態なのに、未診断で無支援の当事者がどうなるのかは、想像に易《やす》いでしょう。

未診断の当事者は、「何かおかしい」、「何かうまくいかない」と苦しみながらも、自身に何が起こっているのかが分からない。何の支援もない中、多くの当事者が「うまくいかないのは自分のせい」、「自分の努力が足りないから」とあがき続け、周囲からも理解されない中で挫折《ざせつ》を繰り返します。

僕の著書を読んでお便りをくださった読者の中には、家庭の崩壊や失職を経験されていたり、二次障害としてうつ病を発症されて長らく精神科にかかりながらも、その不自由の理由が過去の脳受傷による高次脳機能障害だと気づいてもらえず、あちこちの病院を渡り歩いているようなケースがあまりにたくさんありました。

脳に傷を負った既往歴があるのに、どうして彼らはそれまで一度も高次脳機能障害だと気づいてもらえなかったのだろう。どうしてこんなにもこの障害は知られていない、理解されていないのだろう。それは驚きと言っても、深い失望と落胆を伴う驚きだったように思います。

けれど、嘆いてばかりいても仕方ありません。これまで足りなかったものは、明白。それはリハビリテーション職や医師などのプロと当事者との、歩み寄りと語り合いです。支援サイドは目の前の当事者に残る障害を「機械的」「教科書的」な診断基準や検査によって「外から洗い出す」のでなく、当事者の訴えを聴きとる中で、自身も「当事者の内側から見るような」視線でこの障害の不自由を感じ、理解を深め続ける。

当事者は、自らの不自由を全力で言語化して、伝えることをあきらめない。伝える機能を残している当事者は、自分たちを分かってもらおうとする姿勢を取り続ける。

この語り合いは、まず当事者の側に得難いケミストリー（相乗効果）を起こします。当事者自身にとっては、どうしたら伝わるだろうと必死に考えながら話すことで、自身の障害に対する理解や不自由の掘り出しが一層加速度的に進みますし、そのプロセス自体が、非常に高強度のリハビリ課題にもなります（脳を酷使して、本当にヘロヘロに追い込まれます）。

また、当事者の機能回復には「回復を邪魔する要素を排除するという視点」がとても重要に思えるのですが、その「邪魔な要素」の中で最も大きなものが、当事者が自身の障害特性を理解できない中で不安に囚《とら》われたり自罰的になることや、周囲に理解してもらえなかったり不信感を感じる中で可能性を放棄してしまうことなのです。

そう、支援者と当事者との語り合いと相互理解とは、この「回復を邪魔する要素」の払拭《ふっしょく》そのもの、つまり当事者の回復を加速させる、立派な医療行為。こうしたことは、当事者だけでは決して成しえることではありません。

一方の支援職もやはり、この語り合いを通じて学問やお定まりのサービス提供の中では絶対に得られない、当事者理解を手にすることでしょう。

本書はまさにこうした語り合いの記録、日本の高次脳機能障害の支援者としてプロ中のプロである鈴木《すずき》匡子《きょうこ》先生に、当事者の僕が改めて伝え、問いかけ、教えを請《こ》うた記録の一冊です。この対談と執筆の中でも、僕自身が多くの発見と回復をいただくことができました。

本書の読者のターゲットとしては、高次脳機能障害に携わる若い医療者、リハビリテーション職や、それを目指す学生さんを中心に、心理職、看護職、ケースワーカー、ソーシャルワーカー、学校教員や行政職員等々、職域で高次脳機能障害の当事者に接点を持つであろうあらゆる方々までを想定しています。もちろん、当事者さんと関わるすべての方々にも手にして頂けたらと思います。

匡子先生と僕との対話が、日本中の病棟《びょうとう》、リハビリ室、支援や福祉・家庭の場でひろく再現されてくれることを、そして本書の読者が新たなケミストリーの担い手となってくださいますことを、切に願います。

第1章

人生を左右するお困りごと

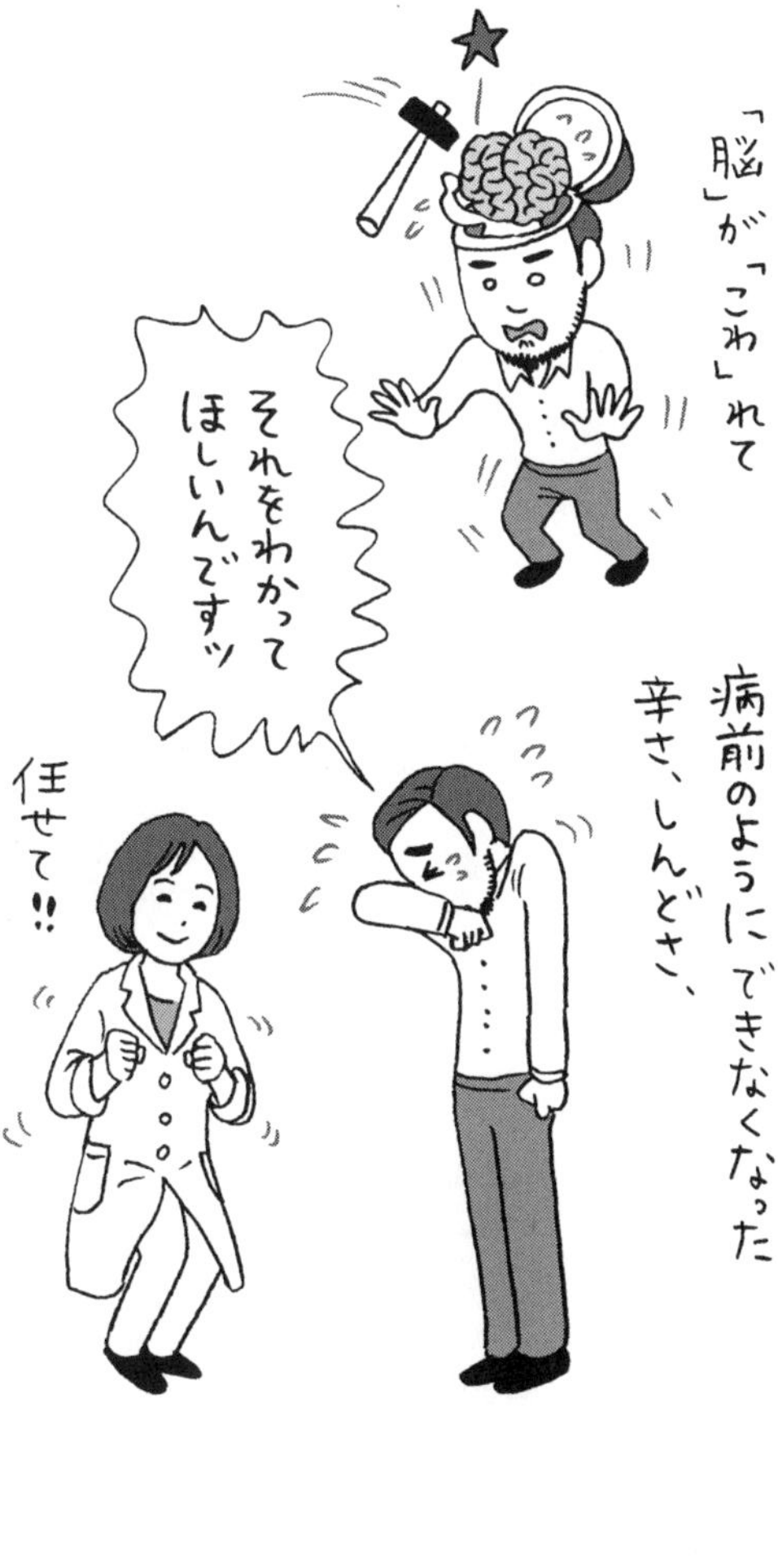
「脳」が「こわ」れて
病前のようにできなくなった辛さ、しんどさ、
それをわかってほしいんですッ
任せて!!

「心の苦しさ」という迷宮

鈴木大介《すずきだいすけ》（以下、大介）　最初の問いかけとして、僕自身が脳梗塞《のうこうそく》を原因に高次《こうじ》脳機能障害《のうきのうしょうがい》の当事者となったことで、「いわゆる「生きづらさ」を感じている人々の中には、脳に何らかのトラブルを抱えているという共通点があるのではないか」と思い至ったことについて、お聞きしたいなと思っています。

僕自身は脳梗塞をして、脳の一部が壊《こわ》れてしまいましたが、結果として感情や心と言われるものにものすごく苦しさを抱えることになりました。脳が壊れた結果、心が苦しくなるのであれば、心の苦しさの原因は脳にあるんじゃないかと考えたわけです。脳が不自由を抱えたことによって、周囲の環境に適応できないときに起きる二次障害が心の苦しさじゃないか、と。

そんなことを病後に思ったのですが、きょう子先生は脳の専門家として、どう思われますか？

鈴木匡子《すずききょうこ》（以下、きょう子先生）　たしかに、脳の一部に不具合が生じることによって、それまでできていたことができなくなり、心の苦しさ、情動的な変化が起きることはありますね。

大介　僕が病前に取材してきた、いわゆる社会的弱者の中には、発達障害の特性を抱えていたり精神疾患《しっかん》をもつ方が多かったんですが、ひとつの共通点として情緒のコントロールが苦手ということがありました。例えば取材の最中に突然しゃがみ込んで号泣《ごうきゅう》し始めたり、衝動的な怒《いか》りに任せて一般的にとってはならない行動を、どうしてもとってしまう。その扱いづらさが、彼らが支援につながりにくい主因にも思えましたが、僕も病後は常に心が正体不明の感情で満杯の状態で、些細《ささい》な刺激ですぐに涙が出てしまったり、経験したことのないような巨大な怒りが湧き上がってしまって必死に抑えるような経験をしました。彼ら彼女らの苦しさは、こういう苦しさだったのかと。

他にも、ロジカルな文章を読み解けなくなるとか、突発の事態に対処ができなくてパニックになるとか、買い物のレジで小銭のお会計が本当に苦手であること、時間の計算を頭の中でやるのも極端に苦手であること等々、当事者となって感じた不自由や不具合の多くが、あまりにもかつての取材対象者だった人たちの訴えと共通しているように感じました。

とりわけ、誰かに説明して支援を求めるとか、相手の誤解を解いて自分のことを理解してもらうというタイプの自己説明や弁明的な会話が非常に困難という点は、いわゆる社会的困窮者が孤立に至る大きな要因ですが、自分自身がそうなってみたら、そこには耐《た》えがたい不安や、抑えがたい怒りや焦《あせ》り、そして恐怖があったのです。
　自分のことを一切説明できないということは、何か言いがかりをつけられても逃《のが》れられないとか、自分に対しての攻撃や不利益から逃れられないということですから、本当に怖かった。まさかそこまでつらいものだとは思っていなかった、というのが本音なんです。
　ということで、僕や「彼ら」には同じような基盤となる障害が脳にあるのではないか、と思いついたわけですが……。

きょう子先生　なるほど。大介さんの場合は、脳が正常に発達した後に脳梗塞が起きて脳の一部が壊れたわけですね。後天的に生じた高次脳機能障害と発達障害や精神障害の方たちの抱える苦しみとでそのメカニズムが同じかどうかは考えていく必要がありそうです。今回の対談では、高次脳機能障害を専門とする神経内科医として、高次脳機能障害の患者さんから分かってきたことを基本にしてお話しできたらと思います。

大介　そうですね。ちょっと気持ちが先走っちゃいました。そこを切り口に、少しずつ広げていきましょう。

言葉の障害

きょう子先生　最初に言葉の機能について考えてみましょう。言語優位半球といわれる左半球が壊れると、失語症《しつごしょう》になることがあります。左半球は言語の記号的な側面、つまり記号としてものごとを表すという機能を担っているので、それが障害されてしまった状態が失語症です。

　それとは別に、言葉に抑揚やリズムなど（プロソディ）をつけるとか、言外の意味を含ませるとか、感情を載せるというような働きは主に右半球が担当しています。言葉の中で、左半球は記号的な字面《じづら》どおりの意味を扱っていて、それに右半球がプラスアルファの情報を載せているイメージです。

大介　もう少し詳しく解説をお願いします。

きょう子先生　例えば、ペットボトルと聞いたときに、今、目の前にあるこれ（ペットボトル）のことだなと分かるのが記号的な働きで、左半球の働き。一方で、話し言葉のプロソディによってその言葉にどんな感情が込められているかが分かるのは右半球の働きです。大介さんは右半球の脳梗塞でしたね。

　コミュニケーションは、言外にどういう意図があるのか、どういう感情を込めているかが受け取れないと、うまくいきません。それから、会話は、自分の話していることと相手の話していることを常に理解しながら、次に何を話そうかを同時並行で考えて進めていきます。ですから、失語症がなくても、ぼうっとして今おこなっていることへの集中が困難になる注意障害や、情報処理のための作業記憶の障害があると、コミュニケーションがうまくいかなくなることがあります。表情がうまく読み取れないことも関係してきますね。

作業記憶はものごとを短期間覚えておいてそれに操作を加える機能で、主に前頭葉《ぜんとうよう》が関係すると言われています。また、表情やプロソディを読み取る能力は、どちらかというと右半球が得意としています。大介さんの梗塞は、脳のどの辺りだったのでしょうか。

大介　はじめは少し左麻痺《ひだりまひ》がありましたね。

きょう子先生　物に触っても分かりにくいとか、感覚障害はありましたか？

大介　はい。

きょう子先生　そうすると、右の前頭葉が少し含まれて、そこから後ろの頭頂葉に広がるような脳梗塞でしょうか。

大介　麻痺はわりと早くに改善しました。今でも動きづらいときが日によってありますけど。

きょう子先生　そうですか。大介さんがご著書にお書きになっている症状から考えると、病巣の中心は右の頭頂葉だったのかもしれません。右半球や前頭葉に損傷《そんしょう》がある人は、談話障害と呼ばれる症状が起きやすいのです。

談話と一言でいっても、実際は色々な要素が含まれています。論理的に話を組み立てることや、どんな段取りでどう話したら相手に伝わるかを考えることが必要で、うまく話をまとめるためには、先ほど出た注意機能や作業記憶に加え、遂行《すいこう》機能も関わってきます。

大介　そうですね。病後の会話はあらゆるシーンで壊滅的に不自由を抱えましたが、忘れられないのは、ＮＨＫの集金の人とうまく話せなかったことです。そもそも地上デジタルのアンテナを撤去しているので、受信料は払いたくない、ということを説明できず、とても苦しい思いをしたんです。

きょう子先生　順序よく組み立てて話せば通じるのに、それを組み立てられないので伝わらなかった、という感じでしょうか。右半球損傷では普通は失語症は起きないので、大介さんの言う人とのコミュニケーションのしづらさに影響していたのは、談話障害ではないかという気がします。

大介　そうですね。頭の中で言葉を組み立てようとしても、思いついた言葉が頭の中からどんどん消えていってしまう。伝えたい内容や気持ちにちょうどいい言葉を思い浮かべるのにも非常に時間がかかってしまい、脳内で言葉を探しているうちに、自分が言いたかったことを忘れてしまう。そうこうする間に相手はどんどん勝手に話を進めてしまい、そんな相手へのいらだちと焦りで胸がいっぱいになると、より一層相手の言う言葉の意味が頭の中に入らなくなる。そういう流れでした。作業記憶の低さ、脳の情報処理の遅さ、感情の抑制の難しさが背後にあったと僕は感じています。

　あと、何とか言葉を出せたとしても、とても不自然なんです。プロソディと言うのでしょうか？　言葉に抑揚やリズムをつけられなくなって、棒読みのような話し方しかできないんです。歌を歌うとか、音楽に合わせて指を動かすこともできなくなってしまい……。こうなると、微妙な感情を伝えられないんです。

きょう子先生　右半球損傷で、自分の言葉に抑揚やリズムをつけることができなくなることがありますね。外国人様《よう》発話という症状では、日本語が母国語なのに、他の言語を母国語とする人が話す日本語のように聞こえます。発話のプロソディがおかしいので自然な感じにならないのです。外国人様発話は左半球の損傷で起きることが多いのですが、右半球でも起こることのある症状です。

大介　なるほど。まさにそれです。プロソディを失うと、自分の言いたいことがどうしても正しく伝わらない気がして、言いよどんだり、何度も同じ言葉を繰り返したり、何度も別の言い方に言い換えたりして、それでも伝わらない気がして、とても苦しい思いをしました。お医者さんもリハビリの先生方も、元々の僕がどんな話し方をしていたかご存じないので、この「話し方が変になっちゃった」ことについてもやっぱり上手に説明できなくて、苦しさが上積みされたように思います。

最大の「苦しさ」は何か？

大介　そんな中、病後の僕は、心を病む最大の原因は、何らかの苦しさを抱えていることじゃなくて、その苦しさを言っても理解してもらえない、苦しさをないことにされてしまうことじゃないかと思うようになりました。僕は病前の記者活動の中で「苦しいって言う人のことを無視するな」と、ずっと同じことを言い続けてきたけれど、当事者になって、一層その気持ちが大きくなりました。

何かの苦しさや不自由、例えば脳の機能に障害があったとして、苦しさはその障害そのものによる不自由だけではなく、その不自由があることを周囲に理解してもらえず、配慮もしてもらえないことで、一層大きな苦しさになる。無理解な周囲の言うがままに、自身の中の不自由をないものにしてしまえば、結果として当事者は、自分自身の弱さや努力不足を責めてしまいます。
　けれどそうじゃない。自分がやれないことがあるのは、脳の機能に問題があるからだと知り、それを周囲が理解して協力してくれれば、人が心を病むこと自体、ずいぶんと減るはずだと思うんです。そして、その周囲の理解や環境はある程度改善することが可能だと思うんです。後で詳しく語りたいと思いますが。
きょう子先生　脳が壊れると、他人には気づかれなくても、本人にとっては大変な障害があることは広く知ってもらいたいです。大介さんが、そのような困りごとに対してこうやってうまくいったということをもとにして、似た障害を抱える人に応用できる点を見つけられるといいですね。
大介　そうですね。僕自身も周囲の理解や協力があってようやく今に至りますが、高次脳機能障害以外で苦しむ人においても、それがどう再現できるのかを一緒に考えていただきたいです。当事者自身だけではできないこともたくさんあります。支える人の側の努力も必要ですし、決して簡単なテーマではありませんが……。

脳のキャパシティ問題

大介　ちなみに、高次脳機能障害の特性の中でも、最もよく耳にする「注意力が落ちる」とは、脳の機能としてはどういうことなのでしょうか。

きょう子先生　注意にも色々な側面がありますが。

大介　僕は、よく言われる持続性、選択性、転導性、分配性の4つの注意、について、全部落ちたという感じがありました。目の前で話している相手以外の声ばかりが頭に入ってくるし、それが一度気になるとその声しか聞こえないし、何かに集中しようとしていてもすぐ気が逸《そ》れるし、左右に同時に注意が向けられないから道路も渡れない、とか……。

ただ、この注意の機能が落ち込む感じや、目にした情報や頭の中の言葉や思考がすぐに消えていっちゃうという作業記憶の低さに関しては、比較的軽度のものであれば僕は病前にも経験したものに感じました。非常に疲れ果てていたり、脳が着手している思考の要素が多過ぎる、いわゆる認知的多忙の状態。

もちろん高次脳機能障害ではその不自由が常時24時間起きているので比べようもないですが、実はこの注意や記憶の落ち込みについては、やっぱり僕が取材してきた貧困者や社会的弱者といった方々の訴えにも共通するものだったんです。

こうした機能の落ち込みは、脳科学的にはどういう状況が考えられるのでしょう?

きょう子先生　脳には注意や作業記憶に関わるといわれる神経のネットワークがあるので、何らかの理由でその機能が下がった状態とは言えますね。

大介　なるほど。例えば、僕自身の昔の話ですが、70時間ぐらい寝ないでぶっ続けで仕事をした後、作業記憶が落ちているなと感じたことがありました。そういう環境も関係ありますか？

きょう子先生　寝ていない時間があまりにも長いと、目は開いていても、覚醒《かくせい》レベルが下がってぼーっとした状態になります。覚醒レベルが下がっている状態では、どんな作業でも処理速度が遅くなります。普段は自分の持っている作業記憶の範囲で十分にできることも、基本となる意識・注意機能のレベルが下がっているために大変になるのです。睡眠を取らないことによって基本となる注意機能が落ちてしまうのですね。徹夜すると、酩酊《めいてい》状態とあまり変わらない注意機能レベルになるとも言われています。

大介　そうですね。睡眠不足で作業記憶が落ちたと感じたのは、脳梗塞になる前のお話ですか。

きょう子先生　脳に損傷を受けた後は、睡眠を取っていても、基本となる注意機能などのレベルが下がっているので、すべての作業が大変になるということがあったのでしょうね。

高次脳機能には階層性があります。まず、「基盤となる機能」。意識がしっかりあるか、注意機能に支障はないか、情動的に安定しているかなど、すべての高次脳機能の基本となる機能です。その上に、例えば運動、感覚、視覚といった「基本的神経機能」があります。さらにその上に言語、記憶、計算、といった「個々の高次脳機能」、一番上は、色々な機能を「統合する機能」です。こういうことが全部できて初めて、日常生活の動作や作業ができるということになっているわけです。

一番下にある全体的な注意機能、意識がどのレベルにあるのかは大切です。この基本となる機能が低下してグラグラしていると、その上に載っている高次脳機能もうまく働かなくなってしまうということですね。

大介　なるほど、これは分かりやすいです。この図を見て思うのは、下がぐらぐらしているのがいわゆる貧困とか社会的困窮《こんきゅう》の最中にある方々の状態なんだと思いました。いくら借りているかも把握していない借金の支払い先が10件ぐらいあって、毎日電話がかかってくるみたいな状況。ピラミッドの土台が全部崩《くず》れているから、元々知的なスペックの高かった方が、本当に簡単な言葉や文章の理解ができなくなったり、単純な四則演算にもものすごく混乱して、ご自身でも信じられないようなミスを連発したり、抱えている問題が深刻化するまで何

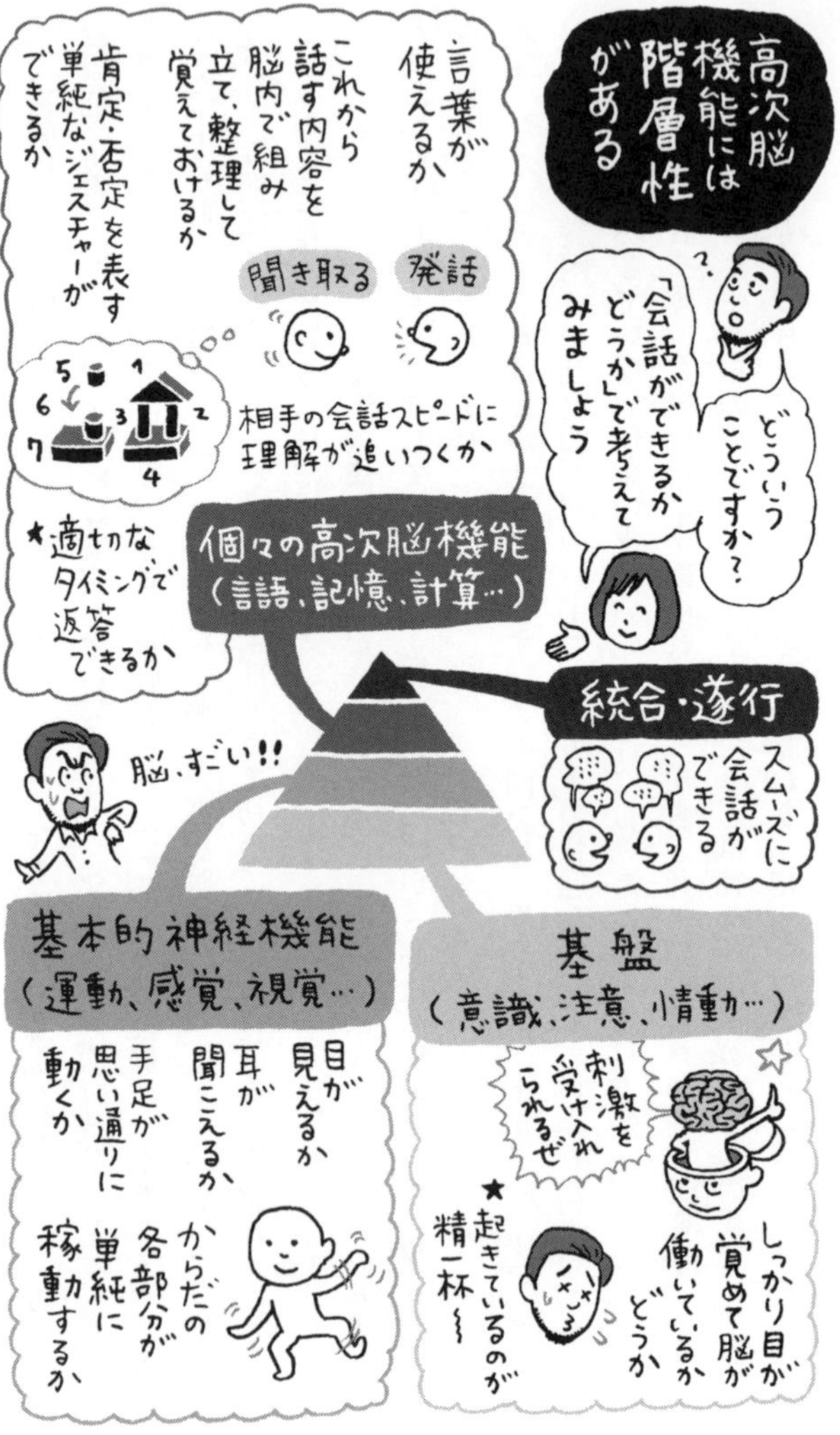

高次脳機能には階層性がある
どういうことですか？
「会話ができるかどうか」で考えてみましょう
言葉が使えるか
これから話す内容を脳内で組み立て、整理して覚えておけるか
肯定・否定を表す単純なジェスチャーができるか
発話
聞き取る
相手の会話スピードに理解が追いつくか
★適切なタイミングで返答できるか
個々の高次脳機能（言語、記憶、計算…）
統合・遂行
スムーズに会話ができる
脳、すごい!!
基本的神経機能（運動、感覚、視覚…）
目が見えるか
耳が聞こえるか
手足が思い通りに動くか
からだの各部分が単純に稼動するか
基盤（意識、注意、情動…）
刺激を受け入れられるぜ
しっかり目が覚めて脳が働いているかどうか
★起きているのが精一杯〜

も動けないといったことになってしまう。

きょう子先生　脳機能の「空き容量」も関係すると思います。脳機能の中で、支払いのことを考えている部分がかなりの容量を占めていると、それ以外の脳の空き容量がとても少なくなる。そのために容量不足となって簡単なことでもミスしてしまうということかもしれません。いくつかのことを同時並行で進めていると使える脳の容量が少なくなるので、すぐやれることから忘れないうちにやる、あるいは、脳に覚えさせる代わりにとりあえずメモを残しておくなど、仕事術として言われることがありますよね。自分が今考えなければいけないことに脳機能の容量を最大限に使うために工夫するということです。脳は何か他に気がかりなことがあると、うまく働かない。その気がかりなことで脳機能のスペースを占めないようにすることが大事ということになりますね。

大介　脳のキャパシティ問題ですね。

きょう子先生　脳機能の容量は大事な考え方です。脳で同時に処理できる量はある程度決まっていて、大量の刺激が一度に入ってきたときにどれだけ処理できるかという限度があるのです。脳損傷によって、その容量が少なくなってしまう場合があります。たとえて言うと入れ物が小さいために、外からの刺激が多すぎると、あふれてしまう。あるいは、無理やりにでもぎゅうぎゅう詰め込もうとしてパニックになる。脳に傷がつくとそういうことが起こりやすいというイメージです。

大介　なるほど。僕はそもそものキャパシティが減った。同じような症状を起こしているように思えたかつての取材対象者たちは、処理すべき情報が多すぎて、やはりキャパシティをオーバーしていた。結果、注意もできなくなる、作業記憶も下がる、情緒のコントロールも苦手になる。何もできずに問題が深刻化すると、一層キャパオーバーになる。彼らの陥《おちい》る負のスパイラルが目に見えるようです。

ちなみに僕のケースでいうと、病前に持っていたはずのキャパシティが極小になったのは、入院開始2週間から1カ月です。この時期は、覚醒して目を覚まし続けているのがとても大変。起きているだけでも必死でした。ちなみにかつての取材でも、発達障害特性のある方とかうつ診断を受けている方々が、取材で話しているのに途中で眠ってしまうとか横になってしまう場合があって、当時は処方薬の副作用かなと思っていたところ、やっと彼らの抱えている感覚が分かった、という感じもしていたんですが。

きょう子先生　そうですね。発達障害の方は脳の発達が通常とは異なるので、脳機能のキャパシティも違う場合があるのだと思います。そういう方たちがもし貧困やその他の問題を抱

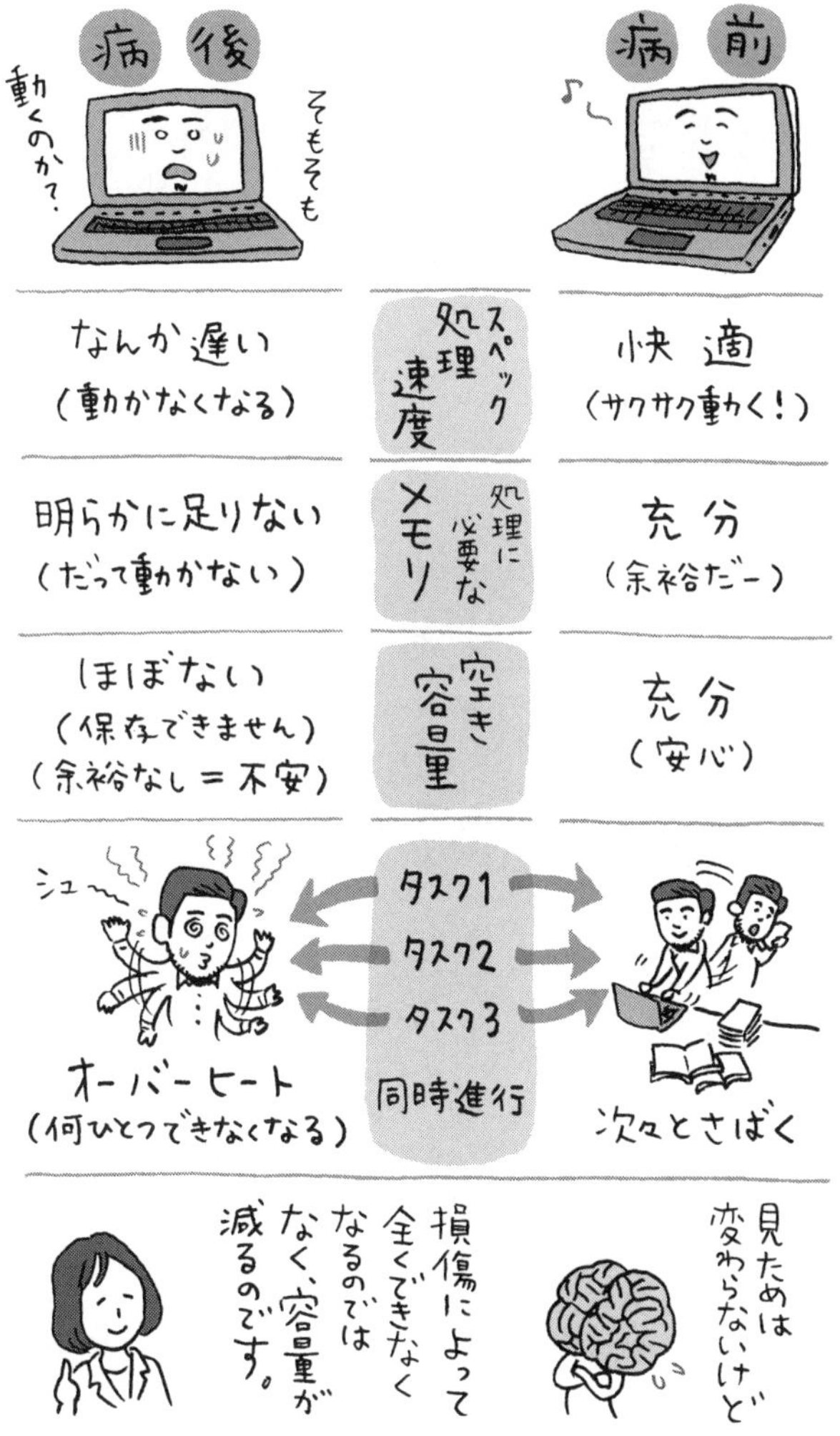
病後
動くのかっ？
そもそも
病前
スペック
処理速度
なんか遅い
（動かなくなる）
快適
（サクサク動く！）
処理に必要なメモリ
明らかに足りない
（だって動かない）
充分
（余裕だー）
空き容量
ほぼない
（保存できません）
（余裕なし＝不安）
充分
（安心）
シュ〜
タスク1
タスク2
タスク3
同時進行
オーバーヒート
（何ひとつできなくなる）
次々とさばく
見ためは変わらないけど
損傷によって全くできなくなるのではなく、容量が減るのです。

えると、脳機能の使える部分がすぐ一杯になってしまうのかもしれません。また、自閉スペクトラム症の方がその特性のために社会に適応できずに二次的にうつ状態になることがあります。うつ状態では倦怠感《けんたいかん》や疲労感が強く出ることがありますし、話している途中で横になってしまうのはそういった要因が重なっているのかもしれませんね。

嫌な記憶ほど引き剝がせない

大介　僕は病後に嫌な記憶から注意を引《ひ》き剝《は》がせないことに、とても苦しい思いをしました。つねに意識にネガティブな記憶の火種が残っていて、ふと心の目がそれを見てしまうとぼっと火がついて燃え上がり、ほかの思考に使うべきキャパシティが追いやられちゃう感じ。しかも自力でその火を消せない。病前は嫌なことがあってもそれを忘れて能天気になれる部分があったけど、病後にはそういうコントロールができなくなったのです。

きょう子先生　「セットの変換」ができない、ひとつのことにこだわってしまうというのも高次脳機能障害の症状の一つです。私たちは世の中に適応していくために、状況にもっとも適したセットに切り替えて過ごしています。今はこのセットで、次の場面ではこのセットで、と切り替えていけるのです。ところが、脳損傷でそれがうまくいかないと、前のセットにこだわって切り替えられない状態になります。「この話は置いといて……」ということができない。

大介　できないですね。置いとけない。

きょう子先生　脳損傷の後にはしばしば見かけますね。

大介　病後に、注意の転換ができずに、ある一点を凝視してしまうという状態もありました。思考も同じように、切り替えたり引き剝がしたりするのが苦手になるのかなと思いましたが、セット変換とは、注意の問題と理解してもいいですか？

きょう子先生　たしかに似ているところがあるかもしれませんね。神経学ではセット変換と注意の変換は区別して考えています。ある一点を凝視してしまう状態は、視覚性注意障害と呼ばれます。視覚性注意は、通常は適度に広がっていて、かつ自分が見たいところに注意がいくような性質があるのですが、それがうまくいかないと注意が一カ所に張りついてしまいます。大介さんが経験されたように、一カ所から目を離せない状態です。両側の頭頂葉の損傷でそういった不具合が起きることが知られています。

　セット変換に話を戻しますと、これは「枠組み」を切り替えられない状態です。いま目の前の環境に適応した行動を取るためにAの枠組みで考え、何か他のことが起こり、環境が変わったら、それに対応してBの枠組みに切り替えて……というふうに、脳は状況に応じて考え方や行動の「枠組み」を常に変えています。セット変換できないというのは、その枠組みがひとつに凝《こ》り固《かた》まってしまって変えられない状態と言えますね。

大介　なるほど。でもそれ、本当にすごくつらくて強い不自由感を伴うことなんですよね。例えば病後の僕は、仕事で何か作業を進めている途中で、急な他の案件を頼まれて中断させられたり、あるいは依頼内容が変更されて作業の方向性を変えなきゃいけなくなったりすると、ものすごいパニックに陥りました。

まず継続していた作業を中断すること自体がすごく困難で、手を動かす作業であれば、その作業に手が接着剤でくっつけられたような感じ。エイってやらないと、剝がせない感じです。さらに一度作業を中断して元の作業に戻ろうにも、記憶の障害があるわけで「どこまでやっていたっけ?」「そもそも何をしてたんだっけ?」という感じで再開困難。中断させられなければ……というとても強いいらだちを感じます。

また、ひとつ計画を組み替えると手元の予定をまるっきり組み替えなければならないとか、全部の予定が崩れてなにひとつ計画通りにいかなくなってしまうのではという、強い不安や混乱もありました。あの感覚と、不快な記憶や感情のセットから変換できないというのは、同じ機序なのでしょうか？

きょう子先生　スケジュールを組み替えられないのと、強い感情を引き起こすことから抜け出せないのとでは、少し違うレベルかもしれませんね。入院患者さんを見ていると、伝えていたリハビリのスケジュールに少しでも変更があると、パニックになる方がいます。

大介　その患者さんの気持ち、分かります。本当に足元が崩れるような不安といらだちに襲われて、何も考えられなくなってしまいました。

きょう子先生　うんと広い意味では適応行動障害と呼ばれています。環境の変化に随時適応していくことは日常生活を送るうえで必要な機能ですが、一度こうだと認識したら、そこから動かすことができない。これも高次脳機能障害のひとつの症状と言えますね。

ひとつの入力にひとつの出力

大介　自分で予定を組んだり日程を決めたりするのは、一大事です。例えば3人の都合を聞いて、調整して、日程を決めるというようなことは普通にやれていたのですが、できなくなった。日程を決められたとして、後になって変更が入ると、メンタルがとても乱れてしまう。予定変更に適応できないというのは、また別の問題でしょうか。

きょう子先生　いわゆるマルチタスクの要因も入ってきますね。「何日にここに来てくださ
い」は1個の指示ですが、何人かの都合を聞いて決めるとなると、それを全部まとめて、共
通項を抽出しなくてはいけないわけです。

脳が処理するのに、入ってきたひとつの指示や問いに対してひとつで応《こた》えるのが一番やさ
しい。指示や問いがいくつか入ってきて、それらを統合したり、比較してどちらかに決めた
り、処理する数が多ければ多いほど処理が大変になります。同時に複数のことを進めなけれ
ばいけない場合も、同じです。

大介　そうか、マルチタスク問題か。僕が心から思っていたのは、「自分で決めて」と言わ
ないでほしいということでした。予定はそちらで立ててほしい、さらに、一度立てた予定は
絶対に変えないで。それから、いくつもの予定を立てないで。1個の仕事が終わってから次
のことをやろうとしてくれれば、僕は決めた予定に向けて全力で取り組むからって。

あとやはり、僕がそういう状況であることを理解してくれていない相手へのいらだちで、
一層つらく、混乱しました。

きょう子先生　何かをやろうと目標が設定されると、脳はそれに向かってアイドリングを始
めますから、それを途中で止めるにはエネルギーが要ります。慣性の法則で、動き出したも

のはそのままいくのが最もエネルギーを使わないのです。途中であっちへ向けとかこっちへ行けとか指示が入ると、動いているのを一度ストップしてから軌道修正しなくてはなりません。それで難しくなってしまう。一度始まったものは完結するまでは止めないのが、最も楽なのです。

大介　ああそれ、本当に分かります。病前なら走りながら軌道修正できていたのが、病後はあらゆるアクションに一回立ち止まって、もう一度よいしょって走り出さなければならないような、大きな徒労感を感じました。これは、家庭生活というより、仕事に戻るうえで、とても大きなハードルになった部分でもありますね。

できないことも、全肯定してください！

大介　ケアする立場の援助職の人に言ってもらいたい言葉というのが、僕の中でようやくまとまってきました。まずはその人のベースにある障害が理解できていること。理解したうえで、こういうことが苦手であるから、もしあなたがこういうふうに失敗してしまったとしても当たり前のことですよ、と言ってほしい。脳のこの機能が欠けたために失敗してしまうのは当たり前、失敗することは苦しいかもしれないけれど、何かの欠損があるせいなんですよと、その苦しさを全肯定《ぜんこうてい》してくれる立場が必要だと思っています。

きょう子先生　たしかに患者さんによく言われます。脳のここが壊れていると、このようなことができない人はたくさんいますよと伝えると、「脳のせいでこうなる人が（自分以外にも）たくさんいるんですか」と安心されるんです。

大介　障害という言葉で言われると抵抗感がある人でも、小さな失敗を重ねながら、こういう不自由があったらこれができないのは当たり前なんだと少しずつ着地していき、受け入れられると思うんです。

きょう子先生　病院内という安全で守られた状態でたくさんの経験をして、うまくいかないなと体感してもらうことがまず大事だと思います。そのためにリハビリや診察、検査があるのですから。

大介　とはいえ僕の場合は病院内のふるい分けは全部通過して、日常生活に戻ったら全部だめでしたけど（笑）。

きょう子先生　病院内の環境は、全般的に危険がないように守られていて、想定内のものなので、バリエーションが少ないのは確かです。リハビリ室でもある程度の家事をやりますが、普段の生活に比べると単純化されていますよね。高次脳機能障害の方は、家に戻ったり社会に出たりして初めて、うまくいかないことに気づいて愕然《がくぜん》とする。そういう方はたくさんいます。現実社会や日常生活は、病院の中よりずっと複雑なことが次々と起こりますから。

泳げない人が、ばた足のやり方を教わったり、ビート板を持ちながら進んでみるというのを抜きにして、いきなり水の中に放り出されるような感じになるのかもしれません。

大介　本当にそうです。僕も退院後の日常のあらゆるシーンで、溺《おぼ》れました。高次脳機能障害の怖いところは、生まれつきではなく中途で得る障害なので、病前の工夫で、リハビリのテストも切り抜けられたりするんです。似たような課題は覚えますし、病前にその課題に似たテストを受けた際に学んだコツが残っていることもある。あと僕は入院生活の不自由さが耐え難くて、一刻も早く退院したいと思っていました。だから、種々のテストを出されたら、もう全力で最高の点数を目指してしまった。病室に戻ればバタンキューなのに、一番できる部分の姿をリハビリの先生方に見せてしまった気がします。

でも、退院してみたら、もう日常の当たり前にやれていたことが、病棟内で受けたどんなテストよりも複雑で難易度が高くて……。自分でさっさと病院を出ておきながら勝手だけど、どうしてあらかじめ、こうなる可能性があるってことを少しでも教えてくれなかったんだろうって思いましたよ。

きょう子先生　リハビリですることは標準的な検査や状況に落とし込んでいるので、実際の状況に比べるとどうしても単純化されているのですね。検査の点数だけ見ていたら見えないですが、患者さんをよく観察すると、できないことがたくさんある。ですから家に帰っても大変だよ、すぐ職場復帰してはだめだよ、なるべく休職取ってくださいね、と伝えるようにしています。休職は取れる分最大限取りなさい、と。

大介　その言葉を、全国の全リハビリ室に貼れと言いたい（笑）。

きょう子先生　大介さんのように自由業の方だと、最大限休めと言われても困る方ももちろんいます。お勤めの方で、会社に休職できる制度があるならば、とにかく期限いっぱいまで休みなさい、可能ならば仕事の配置換えもお願いしましょう、とアドバイスします。

大介　配置換えはありがたいですね。高次脳機能障害の多くの当事者が抱える特性として、病前にまったく未経験のことに挑戦すると、難易度が極めて上がってしまうということがあると思うんですが、少しでも経験のあること、分野が被《かぶ》ることなら、難易度が一気に下がるんです。なので、別業種に再就職とかより、なんとか配置換えでも同じ会社、同じ業種・業界で継続就労というのが本当にありがたいと思うんです。

が、僕らのような自営業の場合どうしたらいいのか。あるいは、部署変更を認めてもらえない場合などはどうするのか。結構真っ暗な気持ちになります。

きょう子先生　中小企業で本当にぎりぎりの人数で、たとえば10人で仕事をしている職場で、1人分働けずに半人前になったら困るというような状態だと、配置換えもできないことになりますね。

大介　ですよね……。実際は、そういう人たちのほうが多い気がするんです。何冊か闘病記を書く中で、当事者読者のお声を聞く機会が多いんですが、結局就労困難、経済問題とご家族の無理解があいまって家庭崩壊、失職し、二次障害としてうつを発症されて、生活保護を受けながらなんとか……というようなケースがあまりに多くて、聞くたびに絶望的な気分になっています。

きょう子先生　大変な状況の方がいますね。使える制度としては障害者認定を受けることがひとつです。高次脳機能障害の場合は精神障害者保健福祉手帳を申請することになります。

大介　いま言ったような失職して二次障害といった方には、精神障害者保健福祉手帳を未取得のケースもかなりいました。そもそも、明らかに脳外傷や脳梗塞、脳出血を含む脳卒中の既往歴があっても、軽度ゆえに高次脳機能障害としては未診断で、ずっと精神科をたらい回しという話すら、驚くほどたくさん聞きます。

たとえ障害者手帳を取得して就労支援事業などを利用しても、就労継続ではなく病前キャリアとはまったく関係ない業種への転職を勧められたり、むしろ障害者雇用枠で働くことで、病前には知的ワークでそれなりの所得があった方が、最低限レベルの所得の職場に回され、「こんな理不尽な思いをするならもう働きたくない」という声もあります。僕自身、高次脳機能障害の中ではかなり軽いほうだとは思いますが、もう本当に絶望的に何もかもやれない状態になりました。高次脳機能障害は軽ければ軽いほど、手帳の取得が意味をなさず、制度の隙間《すきま》に落ちてしまう感じがあるんです。

きょう子先生　そうなのですね。一方で、高次脳機能障害の方は、配慮をしてもらって初めて仕事ができるという人もかなりいます。障害のことを伏《ふ》せて入ったとしても、学ぶこと自体に時間がかかって、挫折してしまうことが少なくないのです。物覚えが悪い新人のように見られてしまう。

大介　たしかに、物覚えが悪い新人というのは、高次脳機能障害の特性そのものです。とにかく、新しい仕事を覚えるのは信じられないぐらいに難しい。

きょう子先生　そうなのです。ですから例えばジョブコーチに支援をしてもらって、徐々に職場になじむというステップを踏まないと、軌道に乗らないのですね。私の患者さんで長く仕事を続けられている人は、そのステップを踏んでいることがほとんどです。

大介　でも、どっちにしても収入は落ちてしまいますね。収入を落とすことは、当事者にとってはきついことです。人生設計をやり直さなきゃいけませんから。

きょう子先生　たしかにそうですね。ただ、給料が下がっても、ゼロではないということは大事です。収入があって、少なくとも毎日通う所があるという状態は、何もすることがない状況よりはずっといい場合が多いと思います。

大介　個人事業主で手帳を取得するわけにもいかず、ひとりで頑張った僕をほめてください（笑）。

きょう子先生　本当にすごいと思います。大介さんのように、時間をかけて、様々な工夫をして元のお仕事に戻れる高次脳機能障害の方もいらっしゃいます。その場合でも、自分で自分の高次脳機能障害がどんなものであるかを知ることは、なかなか難しいです。やはり医療者と患者さん本人、ご家族や周りの方が協力してどんな症状があるかを明らかにして、対応策を練る必要がありますね。軽度の高次脳機能障害はうまく診断までつながっていない場合も多いので、その辺りは今後の課題と言えるかと思います。

理解のなさへの絶望

大介　でも、全国でも、きょう子先生のレベルで話を分かってくれる先生はほとんどいないですよ。退院してから同じように困っている当事者から、僕のSNSや本を見て相談を受けるのですが、その地域で基幹になるような病院にかかっても、そこで投げかけられる言葉がひどい。この人たち高次脳機能障害を全然分かっていないんじゃないか、と思います。そもそも高次脳機能障害という言葉を理解していないように感じる。

例えばある課題をやらせるのならば、何ができなくなっているから、それができるようになるためにこういうトレーニングをするんですよ、という説明くらいはしてほしい。

僕自身、回復期の病院でテストをたくさん受けたときに、リハビリの先生に「鈴木さん、同年代の一般の健常の人よりも機能高いですね」と言われて、それなら大丈夫だと思ってしまうわけです。今思えば、そんなはずがない。

きょう子先生　正常範囲に入っているかどうかが問題ではなく、その人の元々の能力に比べてどうかという問題ですよね。

大介　まさにそこです！　病前に100メートルを10秒で走れていた人が13秒でしか走れな

くなったのを見て、「13秒でも普通の人より速いよ」って言われても困るんです。なぜなら、13秒で走る能力で生きてきた経験がないから、むしろ元々13秒で走る世界で生きてきた人よりも、やれないことが増えちゃったりする。

きょう子先生　私たちは病前能力という言い方をしますが、病前能力がどのくらいあったのか、何ができて何ができなかったのかがなかなか分からない方もいます。経歴やお仕事をお聞きして推測はしますが、病前にどのくらいできていたかが分からないと、どのくらい機能が落ちたのかは判断しにくいのです。ご家族とか周りの方に情報をいただいたりもしますが、一人暮らしの方はそれもできません。

大介　なるほど。特にリハビリの先生は病後に初めましてですからね。病前の本人を語れるご家族までいないとなれば、もう病前については測りようがないと……。そういう現実もあるのですね。

会話の困難さ

きょう子先生　高次脳機能障害の患者さんが、自分の状態を自分で言うのも難しいですしね。

大介　本当にそこです。家族がいなくても自分で「これは病前の自分とは違う」と言えればいいけれど、先ほど言ったように、僕自身も病後に最も落ちたのはコミュニケーション力、特に相手の誤解や無理解を解くタイプの会話能力でしたから……。

なので、僕の妻が病後の僕を見て「あ、あなたができなくなってること、分かるよ。それはあたしも元々できないことにものすごく似てるから」と言ってくれて、本当に救われたんです。僕の妻は子ども時代から発達障害特性が非常に強く、かつ30代で悪性脳腫瘍《のうしゅよう》の摘出手術をした経験もある当事者なんですが。

きょう子先生　奥様はご自身が障害を抱えて生きてきたこともありますが、病前から大介さんを一番身近にいて見ていたから、これは以前の夫とは違う、おかしいぞと分かったのではないでしょうか。

大介　いきなりじじい化した、なんてひどいことを言われましたけど（笑）。

きょう子先生　何でもゆっくりになってしまった、という意味ですか。

大介　表情が固まっていて、反応も遅いから。誰の言葉も早口すぎて聞き取れない。テレビもラジオも、世界の何もかもが速い。何か言葉を出しても、ゆっくり過ぎてすぐに遮《さえぎ》られたり、言葉をかぶせられて黙るしかない。そんな状態なのに、看護師さんでもリハビリの先生でも、僕の言葉を待って話してくれる人が病院にひとりもいなかったんですよね。この状態を分かってくれて話が通じるのは妻だけで、病棟内ではとにかく妻に24時間いてほしい、と願っていました。

きょう子先生　高次脳機能障害で話がゆっくりな方は、多いですね。私の外来では、初めて受診する新患の人の診察には1時間ぐらいかかるのです。

大介　1人に？

きょう子先生　はい、1人に1時間かかります。患者さんの言うことを待っていると、そのくらいかかります。多分この人は言えるだろうなと思うので、質問を投げかけてからしばらく待つのです。全国の忙しい医療の現場で同じようにやるのは難しいかもしれません。

大介　病棟の患者さんだとどのくらいですか？

きょう子先生　病棟の状況にもよりますが、1時間もかけられないことは多いと思います。特に病棟のスタッフも分刻みで仕事をしているので、状況によりますが、ひとりの患者さんとじっくり話をする時間はなかなか取れない。今の医療制度と人員配置では、難しいところがあります。それは医療側が考えなくてはいけない点でもあるのですが。

大介　なんだか涙が出そうです。きょう子先生は、「当事者にはできないことがある」ということを大前提として、しかも当事者自身と同じ精度でその不自由を考えようとしてくださっている。病後の僕が何より苦しかったのは、できないことを理解してもらえない、不自由を無いことにされてしまうことでしたから。ST（言語聴覚士＝speech therapist）の先生に「話せない」と訴えているのに、「上手に話せていますよ」の一点張り。ユーチューブにある僕の病前の対談の音声を聞いてもらっても、「今と変わりませんよ」って言われたことすらあった。そういう相手には、心を閉ざすしかない。

きょう子先生　逆によかった対応はありませんでしたか？

大介　発症時にかかった病院で入院して2日目に、脳外科の主治医が家族を集めて症状説明をしてくれたのですが、こういう経緯で高次脳機能障害という障害がありますと明言して、カルテにも書いて見せてくれたのです。最初にそれを言ってくれる病院はなかなかないみたいです。一般的に、障害という言葉に対する拒否反応が大きいこともありますので。

　同じ病院で担当してくださったSTの先生は、僕自身の過去の仕事や著作について話すと、翌日までに読んできてくれたんです。それで「鈴木さんは障害に対しての基礎知識がおありのはずだから」という前提で色々説明してくれました。半側空間無視《はんそくくうかんむし》について左無視がどういう機序で起きているかを説明してくれたり、プロソディ障害についての論文コピーをくれたり……。

もちろん読めませんでしたけれど、その当時の僕は、視線は右上方で固定されているし言葉はへんてこだし、見舞いに来た友人に「もう大介という人間はいなくなった」と言われてしまうような状態ですからね。それでもその先生は、病前の僕の仕事を知って、僕の中に知的な思考や経験や記憶があるのではないかと尊重したうえで、そんな対応をしてくださった。どれほどありがたかったことか……。

障害って何？

きょう子先生　病前能力や病前の生活を理解することは、病気になった後の対応を考えるうえで必須ですね。

大介　中途障害で、なおかつキャリア形成後だったりすると、プライドもありますからね。何もかもまるっきりできなくなったような扱いをされると、本当に傷つくし、それが支援拒否につながるケースも少なくない気がします。

先ほどお話しした「できなくなったことを無視しないでほしい」とは矛盾《むじゅん》して感じられるかもしれませんが、病前能力の尊重と、残っている能力の見極めをしてもらえることは、当事者にとって救いです。

きょう子先生　平均値、標準値から考えるのではなくてということですね。とはいえ、制度として決めようとすると何かの物差しが必要で、ある検査でどこからどこまでが正常、みたいな話になってしまうのです。

私は患者さんに、病気になる前の何割ぐらい自分の言いたいことをしゃべれますか、と聞くようにしています。本人は「半分ですね」「まだまだです」というふうに自分で答えてくれます。

大介　ああ、そんな聞き方をしてくれたら、どんなに助かったことだろうかと思います。あと、本人と、家族からと両方聞いたほうがいいですよね。僕の場合は、自分ができなくなったという感覚と、妻が見た感覚にあまりギャップがなかったんですが、多くの当事者さんとご家族で、このギャップが大きいことがとても残酷な家族の分断につながっていることが多いようなんです。

当事者からすると、できることがあるのにまるっきりできないことにされているのと、できないことを「こんなことできないはずないでしょ」と決めつけられるのは、両方とも地獄のような対応なので……。

一般的な意味での障害と、当人にとっての障害というふたつの見方があって、医療現場では後者の立場に立って見てもらうことが重要だと思います。

きょう子先生　それは大事なポイントですね。ご本人の病気の捉え方、病識《びょうしき》と言いますが、と周りの方の捉え方は一致しないことのほうが多いと思います。ご本人の感じ方として自分の障害にほとんど気づかない場合と、大介さんのように病前との落差を痛切に感じている場合の両方があります。極端な場合は手足が麻痺して動かないのに、自分はどこも悪くないと言うことがあります。高次脳機能障害についても、むしろ自分の障害をきちんと捉えられていないのが普通で、症状を把握されている方は少ないのです。ですから、患者さん自身のお困りごとと、ご家族のお困りごとの両方を聞くようにしています。

一方で、症状が比較的軽い方の中には、自分で色々工夫し、頑張っているために、表面的には種々のことができているように見えるけれど、本人としては病前とは全然違うと感じている方がいます。その場合、周りの人はもう元に戻ったと思うわけですが、本人としては、例えば以前は20パーセントの力でできていたことが100パーセント頑張らないとできないという状態だったりするのです。そのため、比較的短い時間で疲れ切ってしまう。大介さんが病院での神経心理学的検査をすべてクリアしたというのもこのような状況だったのではないかと思います。

病気の前に比べてどのような機能が落ちているのか把握することと、それをご本人やご家族がどう捉えているかを知ることがとても大事なのだと思います。そこが対応策を考えていくスタート地点になる気がします。

記憶のモンダイ

大介　障害を支援する基準として、ある能力値に至っていれば支援対象ではないという見方でいいのかどうか。一般の健常者のレベルと比べて高い能力を持っていた場合、失った部分があったとしても高い数値を出してしまうので、そもそも障害だと気づいてもらえない。僕も、記憶の障害なんて一言も言われなかったけれど、今一番残って困っているのは記憶の問題です。先ほど話した優秀なＳＴさんでさえ、記憶に問題があるって気づいてくれなかった。

きょう子先生　記憶について今どういうお困りごとを感じますか？

大介　作業記憶が戻らないです。参加人数が多かったり、少しでも自分の守備範囲から外れた内容の会議などはメモを取りながらでないと聞いた先から内容を忘れてしまって話についていけない。手帳に、自分が書いた記憶のない予定が入っていて不安になり、取引先に再確認するなんてことは、毎週ぐらいの頻度であります。

きょう子先生　STさんが見ていた記憶は、おそらくエピソード記憶ではないかと思いますが。

大介　それが、エピソードもなくなるんですよね。ごっそり抜け落ちることがあります。姪《めい》っ子からプレゼントをもらって、そのことを完全に忘れてしまって……。彼女に会ったことは覚えているのに、プレゼントをもらったシーンが一切頭に残っていないとか。

きょう子先生　最近もそういうことはよくありますか？

大介　提出した企画書や、一度入稿した原稿について、出した記憶も書いた記憶もなくて、取引先から提出物を戻してもらって読んだら「すごい！　僕の書きたいことを全部書いてある！」なんてことが、5年経《た》った今でもあります。自分が書いたものなんだから当然なんですが、ちょっと得をした気分になります。急いで一気に集中して書き上げたものに、この傾向が強いです。

きょう子先生　なるほど、そういうこともあるのですか。そうすると非常に注意を集中して書いたはずの原稿なのに、それを書いたこと自体も忘れているということですね。ひとつの可能性としては、てんかんに関連した健忘《けんぼう》も考えられますね。てんかんというのは、脳の中で異常な電気活動が起こって一過性の症状が出る状態です。けいれん発作がよく知られていますが、それだけではなく多様な症状があります。もちろんてんかんとは無関係な症状かもしれませんので、何回も起こるようであれば脳外科か神経内科の先生に相談してみてはどうでしょうか。

大介さんは物忘れを自覚されていますが、何でも忘れてしまうわけではないのですね。

大介　基本的に、口頭で言われたことはメモしない限り、ほぼすべて忘れます。映画なども、よほど良い内容のものでない限り、覚えていない。ただし、覚えるように工夫すれば、覚えられます。とにかく予定などのメモは手の甲に書く。それを手帳に転記する。あとは、覚えておきたいエピソードがあれば、よりうれしく、より悲しく、気持ちを記憶できるように、言葉にするとか誰かに伝えるとかして感情を大きく動かすようにすると、覚えやすいです。

きょう子先生　それを自分で見つけたのはすごいですね。まさに脳科学の研究でも報告されていることです。何枚かの連続した写真を見せて、ショッキングな物語を付けた場合とニュートラルな物語を付けた場合を比較すると、ショッキングな物語を付けた場合のほうが後でその内容を想《おも》い出《だ》しやすいのです。

大介　とはいえ入院当時は悪いことがあったらずっとそればかり考えて、むしろ記憶力が強化されたような感じがしたんですよ。実はそれで、自身に記憶の問題があることに気づくのが遅れました。

きょう子先生　嫌だなという気持ちによって、記憶が強化される感じですか？

大介　そうです。良い記憶ではなくて、嫌な記憶のほうが何度も思い起こされて、記憶にこびりつくような感じでした。本当につらかったです。

きょう子先生　情動性記憶、情動が載った記憶というのは深く記銘される傾向があるのですね。姪御さんにプレゼントをもらったことも、うれしいという情動が載っていたのではないかと思うのですが、そうではなかったですか？

大介　ああ、そのときは、他にも考えることがたくさんあったんだと思います。

きょう子先生　注意がそちらにいっていて、きちっと記銘されなかったという可能性もありますね。

大介　そのときは、亡くなった父と、おそらくこれが父にとっての最後の歌う機会だろうなというカラオケに行ったんです。その場所で、姪っ子が僕にプレゼントをくれたらしいんです。

きょう子先生　そうすると、その時点で大介さんにとって一番大事だったのは、お父さんとの最後のカラオケかもしれないということだったのでしょうか。

大介　うう……一番覚えているのは、そこのトイレの階段がものすごく急だったことと、父が歌ってるのを聞いている母の姿です。トイレの階段、何だったんだろう（笑）。

記憶の種類としては、作業記憶と、感情が載っかっている記憶、くらいですか？

きょう子先生　少し面倒なのですが、記憶には色々な種類があります。エピソード記憶の中で、強い感情を伴う場合を情動性記憶と言います。また、覚えようと意識しなくても自然に覚えているエピソード記憶は、随時記憶と呼ばれます。作業記憶は、エピソード記憶ではなくて、むしろ注意機能に近い働きです。

大介　だとすると、現状で僕の中で落ちているのは、作業記憶と随時記憶。中でも随時記憶が落ちていることがかなりネックになっている気がします。作業記憶はその場のメモ習慣などで少しずつ対策できていますから。けれど、それらを何も意識せずともベースアップできるようなリハビリって何かあるのでしょうか。生活上で困ることが多いので、病前通りとは言わなくても、意識せずとも覚えていられることを増やしたいのですが……。

きょう子先生　たしかにそうですね。ただ、意識しないできちんと覚えておくのは結構ハードルが高いです。むしろ今持っている記憶の容量を活用して、どんな工夫をしたら覚えられるかを考えていくほうが実際的だと思います。1年たてば、今よりは少しずつでも良くなると思いますよ。

「去年に比べればいい」と考える

大介　先日ある書店のトークイベントに登壇したんですが、ちょうど1年前にも同じ書店でイベントに登壇して、パニックを起こしてしまって散々だったんです。でも今回は、担当編集さんから「鈴木さん、1年前と別人だね」と言われて。考えてみたら1年前は本当につらかったな、と涙ぐんだことがありました。

きょう子先生　1年の単位で考えるのはとても大事なんです。1カ月の単位で考えると、先月より全然良くなっていない、とつらくなりますよね。でも「1年前よりいいよね」と言われると、「あ、たしかに」と考えられる。

大介　今年は本当に楽になったな、と毎年思っているけれど、今から考えると、あの頃はまだ地獄だったな、とも思います。でも多分来年は今年を振り返って、それほど地獄だったとは思わないかもしれない。

きょう子先生　苦しさから抜け出したという意味で、もう天井まで達したという感覚はありますか。

大介　ありますね。実は発症2年後ぐらいで、ここが苦しさの天井かな、抜けたかなという感じがありましたが、それは全然まだまだで、本当の抜けた感は4年半くらいの感じだったと思います。ただ、苦しさから抜けても困りごとはなかなか減りませんね。

きょう子先生　そのたびに要求水準が変わっていくというのはあるでしょうね。

大介　そうなんです。やれることが増えていくと負荷も変わっていくので、新しいお困りごとが増えますね。

きょう子先生　生活の幅が広がって、世界が広がっていくとどうしてもそういうことはありますね。

大介　記憶に関しては、何か悪くなっているような感じがするんです。

きょう子先生　相対的には悪くなっているように感じるかもしれませんが、実際は処理すべき仕事の量が増えているからそう感じるのではありませんか。

大介　でしょうね。病後3年ぐらいは、仕事に戻って仕事をたくさんやることで、明らかにベースの機能そのものが回復していってるという実感がありましたが、最近は機能の回復よりタスクの増加が勝っているのかも。加えて年齢的にもそろそろ、記憶力が落ち始める時期に入ってくるし。

きょう子先生　年を取ってくると、何気なく覚えているということが少なくなって、意識しないと覚えていられなくなるということですね。
大介　父が亡くなったときに、母がそういう状態でした。事務処理しなくてはいけないたくさんのことを前に、記憶力は悪くなるし、頭の中で物事を考えて進めるということができなくなった。混乱する姿が、僕自身を見ているようでした。
元々僕よりもはるかに知的スペックの高い母ですが、そんな母ですら高齢に加えて思考の負荷が高まりすぎると、高次脳機能障害に近い状態になるんだと思いました。「書き出してやっていこうね」と声をかけて一緒に取り組んでも、書くための集中力がもたなくなっていましたね。あっという間に立ち直りましたけれど。

心の中のキャパシティ

きょう子先生　1年前に比べると、お仕事は増えていますか？
大介　増えているし、意識的に増やしています。仕事への集中力も増しているのを感じますが、その一方で記憶同様に持続時間が減少してきています。病後すぐは、集中力はないけれど8時間ぐらい仕事部屋にいることができましたが、4年後にはそれが5時間に減って、処方された漢方薬が効いて8時間ぐらいまたもつようになったと思ったら、5年後の今は再び6時間しかもたない感じです。

間違いなく、仕事をすることは楽になっている、けれど、6時間で脳が疲れ果てて、言葉や文字が出なくなったり、頭の中で考えがまとまらなくなってしまうんです。

きょう子先生　そうすると6時間は集中して濃密に仕事ができるようになり、そのくらいで脳が疲れてしまうということでしょうか。以前より要求水準が高まっているので、それに対する不足を自覚してしまう相対的な問題かもしれませんね。

大介　たしかに、回復と負荷向上と、つねに天秤《てんびん》が揺れ動いているように感じますね。結論としては、工夫や調整をして、お困りごとが起きないようにすることもリハビリだし、機能そのものをベースアップするためのリハビリにはそこまで効果的に望めるものはないということですね。

きょう子先生　すべての人に当てはまる確立したリハビリの方法があるわけではないので、大介さんが日々やっている工夫がまさに大介さんに特化したリハビリになっているのだと思います。ただ、負荷が大きすぎると大変になってしまうこともあるので、適度に抑えることは大事ですね。

大介　それが一番苦手なんですが……。ただここ1年ぐらいは、仕事を増やす代わりに、それ以外の部分で自分の認知や思考の資源が削られるようなことをできるだけ制限するようにしています。例えば僕は音や光で削られやすい傾向があるけれど、耳栓や偏光グラスを必要な時でなく常時使用する。あと打ち合わせの場所や家の外で仕事をするときの場所の選び方。新幹線を使えば日帰りで行ける地域の講演会でも、公共交通機関は脳のエネルギーが削られるので車で移動して一泊コースにするといった選択もできるようになりました。

逆に、自分のキャパシティを増やすような情報があるところ、今の僕にとっては自宅の庭ですが、天気がいいときには積極的に庭に出て、仕事部屋よりも庭で仕事をする時間をできるだけ増やして、という感じでやっています。キャパシティが小さくなったことを前提として、自覚せずとも脳のエネルギーを消費してしまうような不要な情報を徹底的に排除するというふうに新たにチャレンジしています。

きょう子先生　脳のエネルギーを温存する対策は大切です。あきらめられるものはあきらめる、自分のエネルギーを削るものを避ける、と具体的に考えられたのがすばらしい。病前はできなかった割り切りが、必要に迫られたにせよ、できるようになったということですね。

仕事面でも、そういう制限は意識していますか？

大介　やっぱりそこが難しいんですよね。病後は、一日の働く時間を制限したんですが、どうやら僕は働かないことのストレスが大きいみたいで。逆に、家事とかの面であきらめられることは徹底的に手放すようにしています。こうしてストレス源を排除することが、一番楽なのかなと。

きょう子先生　その人その人でどうするのが最適かは違いますよね。逆に仕事の負担を減らすほうがリラックスできる方もいる。大介さんのように今までハードワーカーだった方は、仕事を減らして空いた時間に何しよう、と考えなければいけないですからね。

大介　空いた時間にも、仕事が入っていたほうが安心（笑）。

「分かっていてもコントロールできない」のが苦しい

きょう子先生　精神的にもそのほうが落ち着くのでしょうか？

大介　仕事が少ないことによる将来不安とか、やるべき仕事が残っていて期日に間に合うか分からない不安によって、他の作業や思考のリソースが奪われることが、大きいんです。

それで、仕事については「あきらめようとすること」をあきらめました。

病前能力と病前の性分、僕自身のパーソナリティーや思考習慣みたいなものが強く残っている気がします。それは変えられなかった。

きょう子先生　高次脳機能障害になっても人格が変わることはありません。その人はその人、基本的なところは変わらないですね。

大介　本当に、そうなんですよね。高次脳機能障害になると人が変わるって言いますが、主義や価値観や思考と行動のパターンは、変わらないことが多いと思うんです。けれど、一方で高次脳機能障害ってものすごく簡単なことで失敗したりミスをしたりする障害じゃないですか。そういうのを外面だけで見て「知的なスペックが落ちてしまっている。別人になった」みたいな文脈で理解されることが、当事者からするととても耐えがたいというのはあります。

きょう子先生　高次脳機能障害ではもちろんそうですが、認知症でも問題になることですね。

大介　「おばあちゃんご飯でちゅよ」みたいな言葉で話しかけるとか。

きょう子先生　そこまでではなくても、対応の仕方が変わってしまうのです。その人はその人であって変わらないはずなのに、もの忘れがひどくなったり、コミュニケーションがうまく取れなくなったりすると、人が変わったと周りの方は感じてしまう。人は言葉を使う動物なので、発する言葉が変わってしまうと中身まで変わったように思ってしまうのも分かるのですが。

大介 そう。中身はそれほど変わらないんです。あと、僕は高次脳機能障害になって、子どもっぽくなった、と言われることに、すごく傷つきました。たしかに依存的で怒りやすくて、すぐに号泣するし、子どもっぽいパーソナリティーが表出しているように見えるかもしれないけれど、中身はおっさんが普通に入っているので。

きょう子先生 病気の後はどうしても情動のコントロールが悪くなるために、急に泣いたり急に怒ったりすることはよくあることです。その行動を見て、人格が変わってしまった、子どもっぽくなった、と周りの人が判断してしまうのですね。その人が何を考えているのかは外から見えないので、行動から判断してそう思ってしまう。

大介 自分自身でも感情の出方が病前と違うことに気づいているんです。それでも自分をコントロールできないから苦しいんですよね。病後にもし文章が書けなかったらどうなっていただろうとも思います。僕は会話が難しくなっても、文章を読むことが難しくなっても、文章を自ら書くってことは、さほど難しくならなかったんです。文章のやりとりってコミュニケーションの中では一番穏やかで、時間と環境に制限されないものです。当意即妙である必要もないですし。なので、文章で、僕の中身には病前のパーソナリティがまだ残っているということを書けたのはすごくよかった。当事者がインターネット上で発言されているのを見ても、周囲からは知的な部分も含めてごっそり機能が低下したという扱いをされている方が、とても知的な思考を発信されているものがあります。

けれど、元々そういう習慣や思考を持っていない人は、病前通りの自分が中にいるんだってことを、外に向かってどう伝えたらいいんでしょう。

きょう子先生　たしかに大きな問題ですね。大介さんの場合は右側の脳が傷つきましたが、左側の脳が傷つくと話すだけではなくて書くという手段もだめになることがあります。そういう場合は言語で伝えられない部分を、周りがいかに観察して理解してあげられるかということだと思います。

とはいえ、人は言葉に引っ張られて判断することが多いので、言葉がしゃべれなくなると、考えることも落ちているように思って、子ども用の絵本を持ってこられるご家族がいます。その場合は、言葉以外の部分は大きく変わらないので、そういうものにはあまり興味を持たないと思いますよと伝えています。しゃべれない、書けない、読めないというのを見て、易《やさ》しいひらがなだけの本がいいのではないかと、ご家族も一生懸命考えた結果だと思いますが。

行動をしっかり見ていれば、言葉はうまくしゃべれないけれど、この患者さんは実は状況がよく分かっている、ちゃんと行動しているということが分かります。

その人との「チューニング」がコミュニケーションの肝

大介　きょう子先生とお話をしていると、ものすごく楽なのは、ベースとして障害で困ることをよく知ってくださっていることや、僕の中にある苦しさを前提で話してくださっているという安心感があることが一番だと思うんです。

けれどそうしたことって、ケアする側の人の資質にあまりにも依存しないかなと思うこともあります。

きょう子先生　どういう点を見たらいいかという知識があるかどうか、それから相手に興味をもって本気で観察しようという気持ちがあるかどうか。それによって患者さんのお困りごとを観察できる人とできない人が出てきてしまうのかもしれませんね。

大介　そうなんです。でも、なんというかその資質って、知識や経験の量だけじゃなく、共感性とか当事者性みたいなものに左右されると感じます。

例えば、先ほど例を出した「鈴木さんお上手に話せていますよ」の残念なSTさんは、家庭内の環境とか夫婦関係の調整については、すごく短時間で問題を見抜いて、誰よりも具体的で実効性のあるアドバイスをくださった方でもあるんです。でも一方で、超元気で声が大きくて早口で、そうした点も心を閉ざした理由だったんです。

入院中に一番話しやすいなって思ったのは、実は研修に入ったばかりのしどろもどろの若い看護師さんでした。たぶん、日常生活でもあまりコミュニケーション力ないだろうなという感じの方でしたが、その方の対応がすごく楽だった。退院後も、吃音《きつおん》があったりリアクションスピードが遅かったりする。病前なら「ちょっとこの人頼りないな、弱々しいな」と思ったであろう、いわば当事者性を感じる方に、とても救われたんです。

何か弱さを抱えているとか、うまくいかない自分を知っているみたいな人たちに、人を支えるための資質を感じるとは、病前には思いもしないことでした。

きょう子先生　たしかに治療者側としては、相手のペースに合わせることはとても大事だと思います。ゆっくり話す人にはこちらもゆっくり話す、元気なトーンの人には元気に話す、結局チューニングの問題です。相手に合わせて、いかにチューニング（調整）できるか、お互いに。昔のラジオはうまくチューニングしないと雑音しか聞こえないものでしたが、それと同じで、お互いにチューニングしないとコミュニケーションがうまく取れないという気がします。

大介　チューニング！　最近の僕は疲れてくると頭の情報処理の速度と口の動きのバランスが崩れて吃音がずいぶん出るようになってしまったんですが、そういうときにこちらがゆっくり話すようになると向こうも同じペースになってくれる人と、全くペースが変わらない人がいます。たしかにこうしたチューニングは訓練で補えるもので、単に資質だけではなさそうです。

これだけは言ってくれるな!!

きょう子先生　大介さんが医療者と対峙《たいじ》するときに、今言ったチューニングを意識するような場面はありましたか？

大介　残念ながらチューニングがズレているという経験のほうが多かったのですが、対応がゆっくりしていて助かる方からでも、言われたくないキラーワードはありましたね。最たるものが「麻痺が軽くて良かったですね」という言葉です。

きょう子先生　「不幸中の幸いですね」という感じで言われたのですね。

大介　そう、気持ちにチューニングを合わせてもらえない感じです。こちらは麻痺が軽くても苦しいことがあるから、つらいですって訴えているのに「でも良かったですよ」って言われたら、苦しんでいることを全部無視、否定されたような気になってしまいますから。

ズレたチューニング例では他に、形骸化《けいがいか》した「困ったことはありませんか？」の問いかけがありました。その問いかけに対する答えが言葉になって口から出るまでに時間がかかるのが当事者です。なのに、こちらが返答する前に「例えばこんなことは？」「こんなことも？」と矢継ぎ早に畳み掛けられると、もう頭の中で組み立てようとしている言葉がどんどん暴風雨で吹っ飛ばされちゃうような感じです。もう息も絶え絶えで「今んとこ大丈夫です」みたいに答えちゃいますね。

きょう子先生　診察の最初には必ず患者さんの訴え、主訴《しゅそ》をお聞きするという手順があります。そのときに「どうして病院にいらっしゃいましたか」、「今何で困ってらっしゃいますか」という問いかけをするのですが、それは困るということですか。

大介　もちろんこちらの発話のペースや、こちらが困っているという気持ちにチューニングして、ゆっくり聞いてくれるならいいんです。けれどそれでも、急性期、回復期、通院リハビリと、前の病院で先生に話したことを再び聞かれたり、担当の先生が替わるたびに同じことを聞かれたり、人によって理解度が違ったり、その都度また一から説明するのが、もう何よりもつらかったですね。こちらが「知っておいてほしいこと」と、医療者の「知っておけばよいこと」のチューニングがまるでズレている感じです。毎度スイスイ説明できていたら高次脳機能障害ちゃうわ！　という気持ちです。

うまく言葉で説明できないことを見越して詳細に文章に書いて先生に渡しても、その紙を横に置いて「最近どうですか？」なんて聞かれるんだから、チューニングどころじゃないですよね。あれは攻撃です。

きょう子先生　そういうことですね。診察する側としては、文章で書いてきてくださったとしても、本人がどういうふうに説明できるか、今の高次脳機能はどうかというのを探りたくて、本人に話してほしいという思いがあります。記憶はどうか、言語の力はどうか、順序立てて話せるか、そういう能力が全部、話すという行為の中に入ってくるので、あえて聞くというのはありますね。それがうっとうしいと言われると、その通りかもしれませんが。

大介　今思えばそうなんだろうなと、ちょっとは分かります。けれど例えばその紙の内容について、「鈴木さん、ここについてはこんな感じなんですか」とか突っ込んで聞いてくれればいいんだけれども、読みもしないで置いたまま話されると、これ書いてきた俺は何？　ってなっちゃう。頑張って話そうという思いより、この人には何を言っても無駄だという不信感やいらだちのほうが強かったし、そうした感情が膨《ふく》れ上《あ》がると一層言葉はまとまらなくなりますしね。実際そうして一度不信感を持った先生とは、できる限り問診は短く切り上げたいと感じたので、僕は本当に医療拒否の状態にあったんだなと思います。

きょう子先生　今は電子カルテなので、ほかの先生が記録した病歴などをすべて見ることができるのですが、もう少し内容を確認しておきたいこともあります。そういう事項については、改めて聞き直すことが多いです。どういう症状がいつから出たかが診断上重要なので、病状の経過を知ることは診察に欠かせないのです。私は、それに加えて高次脳機能障害がどの程度あるかを診《み》るために、もう一回聞き直すということをしています。

大介　なんていうんだろう。同じことを聞き返されるのでも、やっぱりきょう子先生のように、「この人のことを知りたい」って気持ちは、当事者にはものすごく敏感《びんかん》に感じ取れるんです。その姿勢を当事者に感じさせるかどうかが、実は一番のチューニングなのかもしれないと思いました。残念ながら僕自身の経験からも、僕の本の読者の声からも、あまりに多くの医療者が、僕らのラジオにチューニングを合わせようとはしてくれないことばかりを痛感しています。

時間と回復

大介　ところで、僕が急性期病棟でかなり踏み込んだ告知を受けられたのはとてもよかったと思う一方で、最初の告知のときに「6カ月で症状が固定するので、それまでリハビリで機能回復を頑張りましょう」と言われたことには、結構腑《ふ》に落《お》ちないものがあって。そもそも急性期、回復期、6カ月という縛りは、どういう根拠があるんでしょう。急性期って、再発リスクで決まるのではなく、時間で決まっているものなのでしょうか？

きょう子先生　急性期は突然発症する病気や外傷について使われる言葉で、例えば脳卒中の急性期は発症後2週間程度です。この時期は全身状態が不安定だったり、症状が増悪したりする危険のある時期ですので、集中的な治療を要します。リハビリテーションを早期から始めると機能予後が良くなることが分かってきて、急性期リハビリテーションは発症から48時間以内に始めることが勧められています。

　2週間を過ぎると回復期リハビリテーションとなり、最長180日までとなっています。この約6カ月間は、一般的に、集中的なリハビリテーションが回復につながりやすい時期とされています。ただ、高次脳機能障害についてはかなり時間が経って、年の単位でも、集中的なリハビリをやると効果があるということも言われています。

大介　そうですよね。半年から先はどんなに頑張っても、そんなに回復が期待できないという説は、当事者の体感としてもかなり的外れに感じたんです。

きょう子先生　高次脳機能障害の場合は、6カ月を過ぎても回復が続いていることを示せれば、リハビリテーションを続けられることになっています。年齢や病巣の大きさ、病気の性質などによって経過は違いますが、私の実感としては、年数が経ってもわずかずつは良くなります。

大介　本当に、そうなんですよ。むしろ時間が経たないと分からないことが多すぎる。日常や仕事への復帰度を深めて、負荷をたくさんかけていく中で、どんどん隠れていた障害特性が顕在化《けんざいか》していく。そうして問題を炙《あぶ》り出《だ》して、対策を充《あ》てていくのに、年単位がかかるわけで、たった6カ月で何が分かるのかって思うんです。

きょう子先生　6カ月を過ぎてからは生活期（維持期）リハビリテーションと呼ばれ、まさに生活の場で進めましょうということですね。この時期に新しく障害が出てきたというより、生活が広がったために改めて気づいたということだと思います。病気の後にずっとあった障害が顕在化してくる。

大介　そうそう。でも当事者感覚的には、せっかく良くなったのがまた悪くなったかなって感じることはよくありますよ。それは日常のステージに沿って新たに負荷をかけたことで、障害化しなくなっていた特性がまた出てくるってことに過ぎないんですけど。それを知らないと、再発した！　悪化した！　って思ってしまう人も少なくないようです。

きょう子先生　症状には波があるし、生活が広がって負荷がかかるとうまくできないこともあるので、短い波に一喜一憂すると、悪くなったと感じることはあるでしょうね。

大介　もう、嫌になりますよ。その波がありすぎて。気圧が下がったり、天気が崩れたりするだけで、麻痺も戻るし、注意も記憶も感情のコントロールも悪くなる。僕も当事者になりたての頃は、それが脳梗塞の再発なのかと思ってとても不安になったほどです。できたらそうした変動についても、「そういうこともありますよ」という一言を、リハの先生には言ってほしかったですよね。

きょう子先生　寝不足とか風邪気味とか、体調によって症状が変化することはありますね。気圧に影響されると感じる方もいるようですが、様々な要因が関係すると思います。病気でなくても、体調や寝不足、環境の変化などによって、考えに集中できないとか、仕事の効率が落ちるとか、ありますから。

大介　そこもまた、病前能力による個人差のあるところなんでしょうね……。僕は病前、体調が悪いから考えがまとまらないとかいう経験があんまりなかったんです。熱が出たら近所をひとっ走りして治す、くらいに考えていた。なので、そういう気合で乗り越えられないことに直面して、大きくうろたえました。そういうふうに元々強い人が病気になると経験がないから、一番厄介《やっかい》ってことですね。

きょう子先生　いわゆる体育会系のノリですよね。

大介　そう。自分の体調と相談して何かをするって病前習慣のない当事者は、結構痛い目をみます。

なぜ情動を制御できないのか

大介　それにしても、高次脳機能障害についてこうして話していると、僕の中で一番苦しさに直結していたのは情動に関係するものかなと思いました。色々な不自由や苦しさが、必ず情動の苦しさを経由している気がするんです。

きょう子先生　経由して、というのはどういうことですか？

大介　例えばこういうことができなくなりました、となったときに、できなくなったことで感じる不自由さそのものよりも、できなくなったことで気持ちが乱れる、パニックになる、気が塞《ふさ》ぐということが苦しさの主体なのではと、今話していて思いました。

きょう子先生　なるほど。特に前頭葉とか右半球とかが壊れると、情動のコントロールが難しくなることが多いのです。大介さんも怒りの強さが半端《はんぱ》でない、抑制できないくらいだと著書に書かれていましたが。

大介　それはもう、完全に未経験の大きさです。

きょう子先生　情動は、普段は意識しなくても脳の働きで適度な振れ幅にコントロールされています。それが、脳に傷がつくと、コントロールされないままに表に出てきてしまうことがあるので、未経験の怒りとおっしゃるのはそういうことかもしれません。

大介　そうですね。ただ、本人は必死にコントロールしようと頑張っているのに、ありえないサイズの情動が起きてしまうという感じですが。大人になってから体が震えるような怒りとか、予兆もなく嗚咽《おえつ》が止まらなくなるような号泣をするとか、本当にこれは消耗します。

問題は、そんな自分が異様だということを、自分で理解できてしまっていることです。こんなに些細《ささい》なことで、こんなに巨大な怒りが起きて、その感情のままに発言や行動をしたら明らかにおかしい。社会的に問題があると思っているから、必死に抑えますが、抑えること自体がすごく苦しいんです。

あと、抑えきれなくて不適切な言動をとってしまった後は、正直死にたくなりますね。自罰感情や自己嫌悪が大きすぎて。病後、こんなに苦しいなら死んだほうが楽かもと思ったことは何度もありましたが、ほんとうに死んでしまいたいと思うのは、常にこの、いわゆる社会的問題行動を起こしてしまった後のことでした。それが、何より激しい心の痛みだったように思います。

きょう子先生　そうなのですね。自分の感情や行動を抑えられなくていわゆる社会的問題行動をとってしまった後にご本人がそれだけ苦しい思いをされているというのは、これまでほとんど問題にされてこなかったと思います。実際このように言語化して詳しい内容を教えていただいたのは、私も初めてです。

たとえば、患者さんが奥様に暴言を吐《は》いてしまったときなど、落ち着いてから伺うと、悪いのは分かっているけどつい妻にだけは言ってしまうと話される方はいます。ただそのときに、ご本人がどれほど苦しんでいたのかまでは思い至りませんでした。反省ですね。

意識しなくとも感情をコントロールできる機能を、子どもは社会的な発達の過程で身につけていきます。それが壊れてしまうと、子どもっぽいと呼ばれるような情動の問題がでてきてしまうのでしょうね。

情動の暴走への対処法

大介　皆さん、こういう情動のお困りごとに対してはどうリハビリしているのかな。

きょう子先生　リハビリではありませんが、診察の際には、ある話題で怒りが出てきていることが患者さんの表情から分かったら、これはだめだなと分かったら、別の話に持っていくとか、周りからリセットを促す工夫はしています。

大介　僕自身の情動に関しての推移は闘病記（『脳は回復する』）に細かく段階を書きましたが、最初は一日中気持ちがぱんぱん、呼吸もぱんぱん、閉塞感《へいそくかん》があって、離人感もある状態から始まったんですよね。もう気持ちが本当にぱんぱんに張り詰めている状態で、ちょっとした刺激でも涙が出てしまう。子どもが転んで母親のところに駆け寄っていく間の泣きそうな瞬間、あれが一日中ずっと続いているような感じです。まずはそういう状態が2～3カ月近く続いて落ち着いた。

分からないのは、なんで落ち着いたんだろうっていうことです。

きょう子先生　2～3カ月で落ち着いたのは、大介さんの奥様が言っていた時間薬ではないですか。脳が壊れて、新しい状態にリモデリングする、環境に順応できるまでにかかる時間。脳損傷の状態にもよりますが、2～3カ月間はまだ症状がかなり動く時期です。この人は今かなり大変な状態だけれど、あと2～3カ月すると少しは落ち着くだろうなという感じです。

大介　3カ月でスッと落ち着いたのではなく、小さな刺激でなんとか号泣や激怒に至らなくなったのがそのくらいという感じ。横隔膜《おうかくまく》がせり上がってフルフル震えているような緊張感が一日中続くといった状態を脱するまでに、1年ほどでしょうか。それから徐々に穏やかになっていった感じですが、順番的には感涙とか嬉《うれ》しすぎて表情や言葉のコントロールができないといったプラスの感情の制御が先に戻ってきて、怒りや不快のほうが長引きました。

そうか、リモデリング。時間薬。それは何かリハビリによって、期間を早くするとか程度を緩和《かんわ》するとかできないんでしょうか。もう我慢するしかないのでしょうか。

きょう子先生　うーん、なかなか難しいですね。逆にお伺いしたいのは、そういうときはどういうふうにしていると楽になりますか？　刺激がちょっとでも入ってきたらつらいわけですよね。どうすると比較的楽に過ごせるというか、しのげるというか、その辺りを教えてください。

大介　泣くと話せました。もう気持ちがいっぱいいっぱいいっぱいで話せないけれども、しどろもどろでも号泣しながら、今コントロールできていないけれどとにかくすごく感謝してて……と感謝の気持ちとかを、わーって言いながら泣き切ると、そこから話せる感じでしたね。ほんとうに、幼児の時を思い出しましたけれど。

怒りに関しては、物に八つ当たりですね。ペットボトルとかワイヤーハンガーを家の裏の栗畑《くりばたけ》に遠投するとか。怒っている感情をわーって出した後に少し楽になって、怒っていたことがばかばかしくなる感覚は病前通りで変わっていません。

きょう子先生　何やってんだろうみたいな感じですか。

大介　そうそう（笑）。感情を爆発させることで、その後一歩客観視、俯瞰《ふかん》できるようにはなるんです。さすがにこれは恥ずかしいな、落ち着こうか、と。気持ちがぱんぱんな状態でも、ばーって感情が一度出た後少しだけ小さくはなるんですよ。病気の前にも、怒りを抱えたとき、ちょっと散歩してくるとか、その怒りの対象から離れるという措置はしていました。完全にコントロール不能の状態は過渡的なもので、頑張れば戻ります。

ただ、対人関係では、怒りを相手に言葉でぶつけると、その後一層つらい自己嫌悪がありますからね。それはもう逃げました。妻に対しても、そうです。一度、離れる。でも入院中は、病院を離れるのは無理です。病院内では、ものすごく苦労して黙り込みました。

「運転免許がなくても、鈴木さん死なないですよ」と言った先生がいて……。うちは最寄り駅が歩いて1時間、それに仕事の取引先が皆都内で自動車やバイクがないと移動できない、電車に乗るのが元々苦手な特性があって、……とか、一から事情を説明することが、当時はやっぱりできないんです。あの時は、その場で暴れ出したりしないよう、ただただ震えながら耐えました。

きょう子先生　患者さんの元々のお仕事や環境、家族の状況など、その方のバックグラウンドを知らないと、話が噛《か》み合《あ》いませんね。

これができたら自信になる！

大介　運転免許についてはまた別の問題もあるかも、と思います。僕は生活上の必要もあって結構早めに運転を再開してしまいましたが、今思うと危なかったなと思う。左無視がまだある状態で運転を少し始めちゃったから。

ただ、運転のように、身体の動きと操作が自動化されているような活動には、大きなリハビリ効果を感じたんです。車よりもオートバイの運転が特にそうでしたが、現実感を取り戻す機会になりました。あとは料理。退院してすぐに僕は料理ができたんです。料理って作業としてはマルチタスクですが、手続き記憶が残っていて、身体が勝手に動いてくれた。未経験のレシピで料理を作るにしても、料理以外ならもっと大変だったと思うけれど、できるんです。応用性が高いということでしょうか。

運転なり料理なり、できることをやることが僕にとってはリハビリ効果があり、人生の質を取り戻す感じがしたんです。それは多くの人にも言えるのかな。

きょう子先生　たしかに大脳の表面の皮質が壊れても、脳の深い部分が関係する手続き記憶は残りやすいです。残っている手続き記憶に頼ってやれることをやってみるのはお勧めですね。これもだめ、あれもできないというときに、料理が得意だった方が料理できれば、できたことが自信になりますから。

大介　確実になります！

きょう子先生　料理も運転もできたという満足感が得られるだけでなく、結果としておいしい料理が食べられるとか、走ったときの爽快感《そうかいかん》があるとか、プラスアルファの何かが感じられるところも良い点ですね。

ただ運転に関しては、医療者としては高次脳機能障害がはっきりと残っている状態で許可することはありません。運転も手続き記憶を使う活動ですので、運転操作自体は損なわれないことが多いです。人のいない、例えば原野のような場所で運転するのだったら、万が一けがをしても自分だけですみます。でも公道でもし事故を起こしてしまうと、他人を巻き込むことになります。ですから、左半側空間無視《ひだりはんそくくうかんむし》など運転の支障になる高次脳機能障害がはっきりしている間は、運転はやめていただくことにしています。

大介　運転の問題は本当に課題ですね。運転というのは、自由だとか尊厳につながる行為なので、奪ってしまうことで家族との対立や支援拒否を招きかねないポイントだと思うんです。

たしかに運転は社会的責任を伴う行為ですが、運転が困難になってしまった方にとって、運転再開のためのリハビリは運転することだと思うんです。自転車に乗れない子どもを、自転車に乗せないで訓練できないのと近いように感じます。ならば、運転再開に向けて、それこそ閉鎖された教習所や安全な場所で行う運転リハビリがあってほしいところですが、そのような機会はあまりなく、当事者読者からは「再挑戦の機会そのものを奪われた」という声が少なくない。身体が覚えていることを継続することは、その他の機能も底上げしていく重要なリハビリになるはずなのに……。

　実は料理もそうで、火の扱いが危険という理由で料理を許されないようになってしまった当事者からも、同じような声を聞きました。

「まったくできないことにされる」ことが当事者の尊厳をどれほど奪うのかは、もう少し重視してほしいところなんです。

きょう子先生　たしかにそういう面はありますね。再び運転や料理を始めることの意義と、自分や周囲の安全の両方を考えながら進めていかなくてはいけないのが難しいところだろうと思います。

大介　とはいえ、当事者として思うことは、自分が障害を負って何ができなくなるのか、どこで失敗するのかは、毎度転びながら覚えていくしかないってことなんですよね。運転にしても、やってみたら「あれ、なんかここ危なくなってる」と分かるけれど、やらないと分からない。1年、2年とたくさん失敗を重ねる中で、ようやく自分がどのタイプのタスクで失敗しやすいのかが分かってきて、応用も利くようになる。

例えば僕は「忘れないようにメモをする」という理解をしてから、「そのメモをすることを忘れない」、「後でどこにメモをしたのか分かりやすくする」といった習慣がつくまでに3年以上もかかりました。ほんとうに長丁場に感じます。

きょう子先生　たしかに時間はかかりますね。運転や料理については、安全面も考えると、いきなり本番ではなくて一段階ずつステップを踏んでやっていくのがいいのではないかと思います。

まずはじめは病院でのリハビリテーションの場で、料理をしてみて危険な点や気をつけるべき点をチェックしてもらう、運転の支障となる注意機能障害や半側空間無視などが回復してきているかどうかを検査してもらう。その段階をクリアしたら、次の段階としてより実際的な場面で試してみる。ご家族などと一緒に料理をしてみてうまくいかなかった点などを確認し合う、教習所のペーパードライバーコースのようなもので自動車学校の先生と一緒に車を運転してみて危険運転がないか確認する。さらに、自分で料理をするのをご家族に見守ってもらう、主治医から運転の許可を得た上で、家族が同乗してよく慣れた道を運転してみる、というふうに進めていく。それができて初めて、自分ひとりで料理や運転をするということになると思います。

各段階にどのくらい時間がかかるか、どの段階までいけるかはその方の障害の程度や環境などによって違います。脳のどこが壊れて、どういう障害があるかということによりますので。

高次脳機能障害は一言では表現できない

きょう子先生　高次脳機能障害は、「あなたは高次脳機能障害ですよ」と漠然と伝えても、ご本人やご家族は困るだけかなと思います。高次脳機能障害の中でも、これが特に不得意ですよとか、こういう場面ではこうなるかもしれないから気をつけましょうねとか具体的に伝えないと、本人の役に立たないのではないかと思っています。

高次脳機能障害という言葉がよく知られるようになったのは嬉しいことですが、あたかもひとつの症状があるように捉えている人が多いような気がします。決してそんなことはないのですが。

大介　複合的なものですよね、分かります。僕がこれまで書いた本で言っていることも、あくまで一例です。病前にやれたことにチャレンジすることで障害を明らかにして、あとは、やれたことは工夫するとそのままできる可能性が高いと書きましたが、手続き記憶そのものが全部ぶっ飛んじゃう人もいて、同様の対策をしてもできない人もいる。

きょう子先生　どこが壊れるか、どんな障害があるかでお困りごとも違うので、その対応法も異なります。また、遂行機能障害は、自分で順序立ててものごとを実行できない症状ですが、これはとても広い意味で使われています。ですから、この症状の対応法も状況によって違ってきますね。

大介　本当にそう思います。特に遂行機能に関しては、経験済みのことと未経験の課題では本当に難易度がまったく変わってくるけど、当事者になってみて、正直そこまで差があるのか！　と自分でも驚くぐらい。

本を何冊も書けている僕が、いまだに自治会の名簿作りとか集金袋作りでは妻や友人の助けがなければやり遂げられません。自身も、周囲も、このギャップを理解していくのは、改めて長丁場だなと思います。

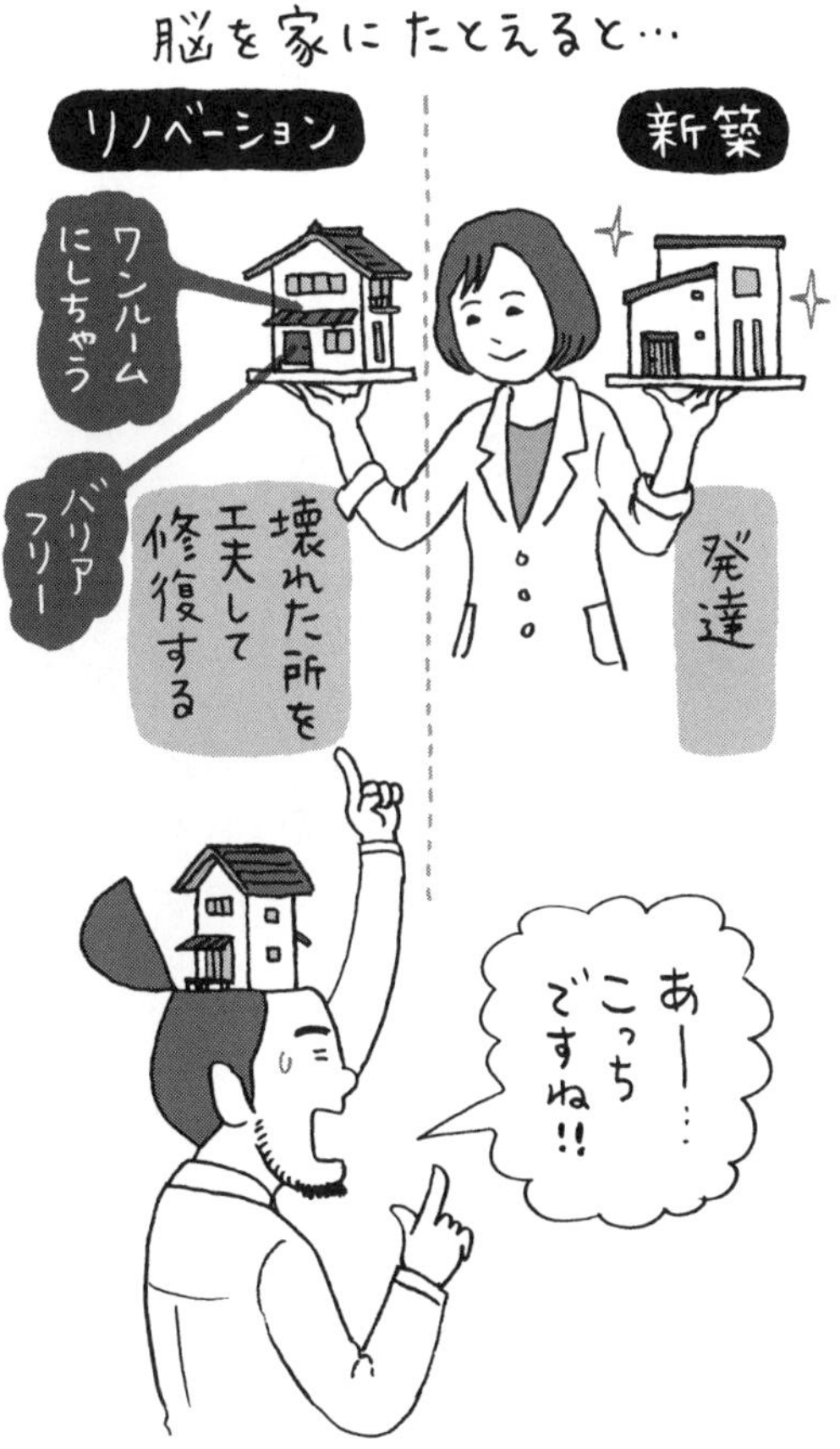
脳を家にたとえると…
リノベーション
新築
ワンルームにしちゃう
バリアフリー
壊れた所を工夫して修復する
発達
あー…こっちですね!!

高次脳機能障害からの回復はリノベーション

大介　僕自身が高次脳機能障害と告知されて、それは何かを知りたくて、入院中に最初に買った本が山田規畝子《やまだきくこ》さんの『壊れた脳　生存する知』（角川ソフィア文庫、２００９年）です。お医者さんが書かれている本は、治療者向けのものが多く難しいのですが、この本は当事者であるお医者さんが書いたもの。

きょう子先生　整形外科のお医者さんですね。一度お話を伺ったことがあります。

大介　読み始めたんだけど、３行前のことをどんどん忘れていくような状態で、読めなくて。鉛筆で線を引きながら読んで、挫折《ざせつ》して、目次だけ読んでいました。あとは、『日々コウジ中』（柴本礼《しばもとれい》著、主婦の友社、２０１０年）という漫画を、急性期のＳＴの先生が勧めてくれたので、読みました。

きょう子先生　『日々コウジ中』は、高次脳機能障害《こうじのうきのうしょうがい》の方の生活が分かりやすく書かれている本です。イラストレーターの柴本さんが、くも膜下《まくか》出血で高次脳機能障害を生じたご主人の様子を、漫画にしています。

大介　当事者であるお連れ合いに病識《びょうしき》がないという点では僕とかなり違う部分はあるし、あくまでご家族のお困りごとの文脈で書かれたものですが、序盤に、高次脳機能障害についてまとめられた部分がすごく読みやすくイラスト付きで載っています。自分の症状ともろに重なるし、しかも発達障害と被《かぶ》っていることにも気づきました。発症して10日後に、自分は人生の途中で発達障害になったんだ、という直感を得たのですが、でも発達障害とは違いますよね。

きょう子先生　そうですね。

大介　特性そのものはかなり共通する障害だとは思うんですが、最大の違いは高次脳機能障害があくまで中途障害で、人生の途上である日突然、何の準備もなく不自由を抱えることだと思います。発達障害特性を持つ妻を見ていると、やはり先天の彼らは生まれたときからその特性を持っている分、それなりに苦しみながらではあるけれど、成育の中で細かい工夫を自然に覚えてきている部分もあるんです。ところが僕らは中途ですから、どう対策すればいいのかも分からないまま病前通りにやろうとして、日常生活のあらゆるシーンでとりあえず一回は挫折を経験せざるを得なかったように思います。

きょう子先生　喩《たと》えていうと、脳の発達は新築の家を建てる感じで、高次脳機能障害になった後の回復は、リノベーションですよね。

大介　うまい。本当にそんな感じです。病前通りになる感じでもないので、リフォーム（新築時に戻す修復工事）ではなく、壊れた所を工夫して改修工事するリノベーション。または同じ敷地に別棟を建てるような感じですよね。当事者として思うのは、この別棟やリノベーションした部分が元々の家と同じくらいに使えるか、元より住みやすければいい、という感じです。

きょう子先生　そうそう。

大介　とはいえ、やっぱり元通りにしたいなという気持ちも、どこかにはあるんですよ。例えば、病前のように耳栓なしで人混みを歩きたいな、とか。皆平気な顔して歩いているのを見ると、どうしてもそういう気持ちになります。

きょう子先生　自閉症も、人混みが苦手な方が多いですね。

大介　子どもの頃から、そういう方たちは無理にそこに近寄らない習慣ができています。自分が苦手な場所を知っている。僕はそれを学ぶまで、本当に時間がかかりました。なにせ、病前にはまったく不自由を感じなかった情報に、コテンパンにやられてしまいますから。100円均一ショップに入るときに心構えが要るとか、パチンコ屋の横を通るときは中から人が出てくるタイミングを見て、店内の騒音に襲われないようにするとか、そんなことから覚えていかなければならないなんて……。

きょう子先生　発達障害の方も時間をかけて習得してきているのではないでしょうか。周りが気づいて、指導してくれている面もあると思いますし。

刺激のシャワーに耐えられない！

大介　病前に「平気で生きてきた世界」が変わってしまったのだから、たしかに僕らも慣れる時間は必要だとは思いますが、それでもちょっと思うのは、もう少しでいいからソフトランディングさせてもらえなかったものかなあということですね。そもそも僕は回復期病棟で、人の居るロビーで妻の話よりも周囲の人の声のほうが頭に入ってきて混乱する、といった訴えをリハビリの先生方に伝えています。でも、具体的な指導はありませんでした。

つくづく思うのは、その「今後の人生はリノベーションですよ」とか「リノベ中の家はこんな危険があるから、気をつけてくださいね」といったような声掛けを、なんでしてもらえなかったんだろうってことなんですよ。小さい子どもに、ストーブに触ったらやけどするから触っちゃだめ、熱いから近寄れるのは囲いの外までだよ、と言うみたいに、人混みには注意しましょう、駅に行くときは耳栓をしましょうね、とか、そういうことを指導してくれていたら、もう少しつらい思いをせずに済んだのかなあって思うんです。

きょう子先生　なるほど。実際は、そのような症状が高次脳機能障害の方全員に当てはまるわけではないので、ひとりの患者さんが特定の状況でどうなるかを前もって予測するのは簡単ではないですね。本人が行ってみて、こういう場所は苦手だと気づく。それに対して、じゃあこうしようかと相談することが多いように思います。

大介　そう。たしかに個別性はありますよね。元々病前から少し苦手だった環境で問題が起きるケースが多いようですし。僕の場合、初めての洗礼は、退院当日にスーパーマーケットに行って、人生で初めて情報過多によるパニックを経験したこと。あれは忘れられないですね。照明はまぶしいし、商品が棚一面に陳列されているのを見るだけで心が一杯になって何もできなくなるし、音響もBGMから安売りの録音からずっと流れているし。おまけに駆け回っている子どもがいたりして。

生まれたてのシカが内股《うちまた》でふるふるしながら立っているような状態で、もうどうにもならなくなりました。もしくは、すごく高い所に渡した橋の上に置かれて、足がすくむ感じです。けれど不思議なのは、そんなときって、一番聞きたくない不快な音、ほかの人たちが聞こえないような音をピックアップして聞き取ってしまうんですよ。例えば店の奥のほうで繰り返し同じ安売りアナウンスをがなり立てているラジカセの音とか。
あの、一番不快に思う音に限って聞き取ろうとしてしまうというのは、どういう脳の働きだったんでしょうか？

きょう子先生　注意の機能から説明できるかもしれません。注意には自分が必要とする情報を取れるように、目的とするものに向かって働く指向性があり、それ以外の不要な情報は抑制する働きがあります。それがうまく働かなくなると、色々な刺激がどれも同じような強さで入ってきてしまう。さらに、そこに情動的な負荷の高いもの、大介さんの場合は自分にとって不快な声や音が聞こえると、自分の意図とは無関係にそちらに注意が向いてしまうという状況だったのかもしれませんね。

大介　なるほど。たしかに、僕にとってその指向性が特に強かったのは、無意味に同じことを繰り返すアナウンスや、中高年の男性特有の威圧や横柄《おうへい》さを感じさせる声や、子どもが親に相手をしてもらえていないときの「構ってよ」という声でした。いずれも僕自身にとって情動を大きく動かされる情報だったから、そこが優位に入ってきたわけですね。
　そういえば、目の前で話している対話の相手に、あの声がだめなんだよと伝えても、「そんな声、頑張って聞こうとしなければ聞こえないよ」なんて言われることが多くて、不思議な思いをした経験もあります。

きょう子先生　私たちは普段、外界にある大量の情報の中から必要な情報だけをピックアップして意識に上らせています。例えば周囲に雑音のあるお店で対話しているときは、相手の言うことに集中して、その情報を入れるようにする。お店の人が行ったり来たりするとか他のお客さんが何を話しているのかなどは抑制しているわけです。そういうかたちで注意を配分しているのが通常の状態です。

大介　その配分ができないことって、実は副次的な不自由を生み出すんですよね。通常なら入ってこない注意外の情報が入ってきてしまって何が困るかって、それが作業記憶の低下と、合わせ技になっちゃうことなんです。

例えば、目の前のAさんと対話していて、相手の話を懸命に聴き取っているときに、例の嫌な音が勝手に入ってくるじゃないですか。すると、せっかく頑張って聴き取っていたそれまでのAさんの話の内容が、頭の中から吹き飛ばされちゃう感じなんです。「ちょっと待って、もう一度」って言いたいけど、そのとっさの言葉も出ない。そうこうするうちにも話は進行していて、なんとか聞き取れる言葉から聞き取れなかった部分の文脈を理解しよう、とか……どんどんマルチタスクになっていく。その段階でもう一回嫌な音が入ったりすると、もうパニックで、トイレに逃げるしかなくなる。最悪です。

きょう子先生　嫌な音が単に作業記憶をじゃまするというだけではなくて、妨害刺激になるんですね。つまり、すごく大きな雑音がドーンと攻めてくるような場合とあまり変わらないようなことが起こっている。

大介　そんな感じです。妨害刺激！　すごく腑《ふ》に落《お》ちる言葉です。記憶も飛ぶし、思考も飛ぶし、脳の情報処理全体を妨害されるように感じました。結果的に、相手が話し終わっても頭の中には何も残っていないし、自分が何かを話し返すリソースもなくて、緘黙《かんもく》しちゃう。

なかなか想像しづらい状況だと思いますが、僕が味わった苦しさの中ではかなり長期間にわたって対策の難しい部類でした。これを体験した後は、相手の話を何の問題もなく聞き取れる静かな環境って、世の中にはなかなかないものだと実感しました。

きょう子先生　静かな会議室のような部屋を借りたりしないと、たしかに難しいですね。

会話のダイナミズム

大介　そうですね。会議室内でも相手の背後を壁際にしてもらうとかで目に入るものを極力減らすだけで、ずいぶん楽になります。加えて話を聞きながら相手の話の中で覚えておきたいことや次に自分が話したいことを、ちょこちょこっとメモに書くことでようやく会話がつながりやすくなりました。

きょう子先生　話しながら書き取ることも、マルチタスクになりますね。高次脳機能障害になって、講義でノートが取れなくなったという学生さんもいます。聞きながら、聞いた内容をまとめながら板書のノートを取るというのが、できないと。書くだけなら書く、聞くほうはレコーダーに録音しておいて後で聞く、と言うふうに片方ずつやっていくことを提案しました。

大介　そうなんです。メモが取れないという当事者さんはとても多くて、どうやら僕は病前の仕事が取材記者で、メモを速く短く取る訓練をしてきたからできたようです。

他の対策としては、打ち合わせのときワンセンテンスを短く、単純にして伝えてください、と相手にお願いしていましたが、そうするとなんと、たいてい向こうが黙ってしまうんですよ。要するに皆、何を話すか決めてから話すわけではないから、短く話そうと考え込んでしまって、一言話して、また考えて、それでストップ。相手が逆にパニックになってしまう。僕としては聞き取れるようにはなるんですが、これはこれで困りました。

会話って本来、相手に話しながら枝葉を考えて、その枝葉の中から、あらかじめ考えていた結論以外のものを見いだしていくという過程があって、そこに新しい観点や疑問が生まれたりもする。そう考えたら、結論を短くシンプルに決めてからそれを話してください、というのは、会話のダイナミズムを失うことなんですよ。漫画の原作仕事の担当編集者には「それでは仕事になりません」なんて、言われてしまったことも。

きょう子先生　相互作用で生み出される化学反応みたいなものがなくなる、ということですね。

大介　そうなんです。

きょう子先生　生活上の事務的なことであれば、なるべく短く言ってください、1回にひとつしか言わないでください、という注文が有効です。私は病院内では、高次脳機能障害の患者さんにかかわる看護師さんに、何か伝えるときには1回にひとつ、とお願いしています。事務的な連絡では成り立つ注文ですが、今の大介さんのお話は、もっとクリエイティブな場面ですよね。

大介　そうなんですよね。あと病後に特に長期間にわたって困難になってしまった会話として、もめ事の仲裁がありました。本来仲裁って、怒っているBさんから文句を聞き取りながら、Bさん自身何に怒っているのかが分かってきて、Bさんの言い分がどんどん有機的に変わってきて、聞いている側が、じゃあ最終的にこういう方向になるね、と話を持っていく作業。Bさんと、もめている相手のCさんとも同じ作業をする。

実は病前の僕はもめ事の仲裁が得意で頼まれることも多くて、集団の中で仲裁役として立場を作ってきたところがあったのに、病後はまったくそれができなくなった。相手が何を言っているかが分からないから。最近ようやく再びやる気になってきましたが、復帰までに4年かかりました。属する集団の中で作り上げてきた立場とか存在感が無くなるわけですから、それはそれで切ないものがありましたね。

きょう子先生　もめ事の仲裁も、マルチタスクということですね。作業記憶はもちろん、聞き取りのタイミングごとにそれぞれの立場を考えてどう声掛けするか、全体として考えるわけですから。大局的に見るのは、かなり大変です。

大介　そうですね。そう考えたら、対話だけじゃなくて、仕事上との判断とかあらゆることにおいて、「大局的に見る」ということが、困難になっていた時期があったと思います。常に即時的とか、近視眼的になった。その中でも、対人の会話については後悔が大きいですよね。話し終えてから後悔することがすごく多かったです。家に帰ってから、あれ？　ちょっと俯瞰《ふかん》が足りなかったかなとか気づいて、悶々《もんもん》とする経験を重ねました。

「自分勝手」レッテルの誤解

大介　高次脳機能障害の当事者さんは、自分勝手な発言をする、相手の立場を考えない発言をするようになる、とよく言われますよね。でもその言われ方は、ちょっと傷つきます。できれば、なぜそうなるかまで考えて、理解していただきたいです。

相手の気持ち、立場に立って考えなくなるのは、自分勝手とかわがままになるんじゃなくて、相手の立場に立って考える思考がマルチタスクだからで、それができなくなるんです。だからこそ、後悔ばかりが多くなる。それを「わがまま」の一言にまとめられてしまうと、本当に耐え難いです。

きょう子先生　わがままではなく、相手の立場や気持ちをシミュレーションできなくなるということですね。

大介　単に伝えたいことを伝える、相手の言葉を理解するだけでも精一杯ですから、シミュレーションどころではないんですよ。

きょう子先生　当事者さんは、今自分が話すことで脳のキャパシティを100パーセント近く使っていて、それ以上相手の状態をシミュレーションする余裕はないという状態でしょうか。

大介　本当にそうなんです。自分の頭の中ですでにまとまっている箇条書きの情報を淡々と伝える、みたいなコミュニケーションしか取れない。さらに、自分の伝えたいことが伝わらないんじゃないかという気持ちが非常に強いせいで、同じ言葉を何度も繰り返し言ってみたり、つっかえてしまうことも多かったです。

例えば「ちょっと怒ってるんだよね」と相手に言いたいとき、この言い方だけでは気持ちが伝わらないと思ったら、「いや、考えたらかなり怒ってるかも」、みたいな言い方をするものですよね。そうした言い回しがとっさには出てこなくて、「ちょっとちょっとちょっとちょっと怒ってるんだよね」とか「怒ってるんだよね、怒ってるんだよね、怒ってるんだよね」とか、言葉を繰り返して言ってしまう。こういう言い方をしているときは、パニックの渦中《かちゆう》です。第三者から見たらまずい人に見えそう、ということが分かっていながら（笑）。

きょう子先生　自分で、まずいということに気づいていたのですね。

大介　まずいまずいまずいって、焦《あせ》りまくってます。

きょう子先生　高次脳機能障害の当事者さんの場合、自分で気づけない人もいます。とにかくこれを言わなきゃ、言わなきゃと脳のキャパシティを１００パーセント使っていると、気づく余力もなくなる。
例えば当事者さんの集まる家族会のような場所で、ひとりの人が延々と発言している。とにかく自分の言いたいことを言おう言おうとして、結果的にずっと長時間発言している。本人は、長すぎることに気がつかない。

大介　ああ、それもあったかも。ただし僕の場合は、半ば気づいているのに、気持ちの強さが大きすぎて、自分が今使っている言葉で、心の中のこの気持ちを表現できている気がしなくて、一方的に話して後悔していました。
感情が脱抑制的に巨大になってしまっていることも、悪く作用していたと思いますね。過去に言葉で言い表した経験がないようなサイズの感情だから、何度も言ったり、早口になったり、相手が聞いてるかどうかに関係なく、長時間ひとりで話し通してしまったり。今の自分はおかしい、とどこかで思いながら。

きょう子先生　言葉のキャッチボールができなくなる感じですね。とりあえずこちらの言いたいことだけ、一気に吐き出す。

大介　そうなんです。しかも、言葉を途中で相手に遮《さえぎ》られると、自分が言いたいことを見失ってしまうし、遮られることによる感情の揺らぎも強く響く。結果、とりあえず全部止まらずに言っちゃう。
しゃべりづらい、しゃべりづらいって言いながら僕は、ものすごく早口で、ものすごく長く、冗長に話していました。異様だったと思います。

きょう子先生　話がすごく迂遠《うえん》になって、結局どこに着地するのか分からないような話が続くような感じ。

大介　それもあります。話している間に自分が何を言いたかったのか頭の中から消えてしまうことも、毎度です。どうしようもなく不自由を感じるし、元の自分はこんな話し方の人間じゃないのに、それが元々のもののように思われることも、とてもつらかったです。

マニュアルのない治療

大介　高次脳機能障害という診断がついたとして、その人の環境や、病前の状態や、あるいは受傷の部位によって、何に困っているかはそれぞれケースバイケースだとは思います。それは承知のうえでお願いしたいのは、診断されている症状や、本人の訴える不自由から、この人の環境ならば、こういうお困りごとが起きて当然だよね、という想像力を働かせるような意識を持ってほしいな、ということです。

きょう子先生　たしかに想像力は大事です。その前に特に大切なのは観察。リハビリや診察の場において、患者さんをよく見る。何に困っているのか、どうしてうまくできないのか、どういう状況だとできるのか。表面的には同じように見えても、実際は違うというケースもたくさんありますので。例えば検査の得点などから単純に分類してしまうと、対応を間違えることもあります。

大介　なるほど。たしかに類型化されてそれが外れた対応だったらたまりませんね。それにしても、病前の当事者を知らなくても、観察して分かるようになるって、ケアする側に相当な経験知が必要になるようにも思いますが、どうでしょう。

きょう子先生　ある程度経験は必要ですね。それに加えて、どんな環境で育って、家族構成はこうで、どんなお仕事をされていたのか、など病前の情報もなるべく詳細に集めます。

大介さんの場合であれば、職業はルポライターで仕事に打ち込まれていたという情報を知ったうえで、今どのような状態なのか、を観察する。何か困っていると言っているのであれば、そのお困りごとは高次脳機能障害のどんな症状か。色々お話ししたり、色々やってもらったりして、不得意なことを一緒に見つけていく。それから改善策を考えたり、時間がたてば良くなるからもう少し待ってみましょうと言ったりするということですね。

家を建てることでいうとリノベーションという喩えがありましたが、この柱は大丈夫だから残しておこう、でもこの扉はだめになっているから替えよう、とか一緒に考えていく感じです。

大介　それをね……本当に、やってほしかったです。まさに家が部分的に壊れて不具合が出ているようなイメージ。分かります。

きょう子先生　発達障害の方と違って、新築ではないのです。リノベーションだから、元あったものは残さなければいけないし、そもそも全部だめになる人はいないのです。残っている所は生かして、ちょっとうまくいかない所をどうするか、考える。

うまくいかない所自体をどうにかできる場合もあるし、すぐには手をつけられない感じだったら残っている部分を使ってその機能を肩代わりさせるとか。何かをするにしても一通りではなくて、色々なやり方がありますから。普通の国道がだめだったら、迂回路《うかいろ》を使って行きましょう、その迂回路をどう作ろうか、考えていきます。

それと、リハビリを進める上では、苦手なことばかりを訓練すると、どうしても気分が上がらず落ち込みがちになってしまうので、これはできるよねということを見つけて、それを伸ばす方向に持っていきたいですね。両者をうまくミックスして、効果的にリハビリを進めるのはリハビリの先生の技量や経験によるかもしれません。高次脳機能障害の認知リハビリには、一般的なマニュアルはないのです。麻痺《まひ》などの症状に対しては、おおよそ決まったリハビリの方法があって、こういう順番でこれをやるということがほぼ確立されていますが、認知リハビリにそういうものはありません。

高次脳機能障害はとても幅が広く、人によって症状が違いますし、病前の能力、環境、そういうものもすべて違います。ですから、どうやってリノベーションしていこうか、本当に人によって変わってきます。最近は何でもマニュアルを求めがちですが、高次脳機能障害のリハビリについてはマニュアルはありません。こういう障害の人には何をしたらいいか、Q&Aのようなものが欲しいと言われることがありますが、残念ながら画一的な回答はありません。

大介　あったら僕も欲しい。

きょう子先生　たとえマニュアルがあったとしても、その通りにやってもうまくいかないのではないかと思います。一人ひとりにどこかしら合わない部分が必ず出てくる。大量生産の既製服ではなくて、仕立てるように、個々の症状に向き合ってきちんと合わせていかなければ、体に合ったものはできない気がします。

大介　今おっしゃられた中で一番当事者としてありがたいのが、「残った柱」「できること」を見つけて、そこからアプローチするということです。それを尊重していただくのが、中途障害である僕らにとって何よりの望みだからです。

脳のスペックが落ちる

大介　当事者によって起きるお困りごとが大きく変わってくることは十分理解できるのですが、ここでちょっと思うことに、受傷部位の範囲の大小にかかわらず高次脳機能障害の当事者全般に共通して起きる不自由や辛さがあるのでは、ということです。もしそれが共通するものであるなら、ケアする側の基礎知識として、そこだけは押さえておいてほしいところ。

例えば、感情がコントロールできない問題。それから、情報の処理速度、頭がゆっくりになっちゃう問題。多くの情報に混乱すること。それに談話、コミュニケーションがうまくいかない問題。疲れやすさ。これまで接した当事者さんの声では、この5つについては、かなりの方に共通するように感じました。

きょう子先生　そうなのですね。感情について言うと、感情の障害は2パターンあって、ひとつは情動そのものが脳損傷で変化し、例えば経験したことのない怒りが湧いてくる、それを抑えられない、というような症状。もうひとつは、こんなこともできなくなった、あれもだめ、これもだめ……と自分の症状に気づいて、二次的に感情が落ち込んだりする場合。両方あって、混じって出ている場合もあります。

とはいえ抑えきれない怒りが、当事者さん全員に湧き出てくるものかというと、そんなことはありません。脳の壊れる部位とか大きさとか、そういうことも影響しますので。

大介　感情のサイズがコントロールできない問題については、もうひとつの個人差を感じますね。同じ当事者で同じ症状が出ていても、病前から感情をコントロールしなくてもいいと考えているような、悪く言ったら暴力的コミュニケーションに抵抗感のない方は、ご本人よりも周囲の方のほうが苦しんでいるケースもたくさん聞きました。

一方で、たぶんこれは今話している感情の障害とは別の情報処理とか脳のリソース問題に絡むものと思いますが、普通に穏やかに過ごしていても、環境情報の処理だけで脳がいっぱいいっぱいで、情緒を平静に保つことだけでも精一杯という状態があります。これは、結構共通症状に思いました。何があったわけでもないのに、不安、心のざわつきがあって、胸が詰まったような状態がずっと続く。いわゆる不定愁訴《ふていしゅうそ》と言われる症状に思います。

きょう子先生　なるほど。怒りなどが表に出なくても、様々なことにいっぱいいっぱいで、不安や胸が詰まったようなことという状態があるのですね。これは外から見ただけではなかなか分からない苦しさなので、周りの人が気をつけなくてはいけない点だと思います。

処理速度については、先ほど本道と迂回路の喩えを出しましたが、いわゆる本道が通れない分、試行錯誤して迂回路を通ってどうにかしようとする。そうすると、エネルギーも使うし、時間もかかるのです。コンピュータでいうネットワークの効率が落ちている状態ですね。

大介　たしか渡邉修《わたなべおさむ》先生の本に書いてあって、すごく分かりやすかったです。迂回かあ、パソコンに置き換えるイメージがわかりやすい。

きょう子先生　処理速度に関しては、スペックが下がってしまった感じでしょうか。普段通っていた経路が使えなくなって、全部迂回していかなくてはいけないとか。

大介　脳の崖崩《がけくず》れみたいな感じ。

きょう子先生　脳の効率という点に注目すれば、高次脳機能障害があると、効率が悪くなるものが多い。ただ、一律にどの作業でも効率が悪くなるわけではなくて、例えば言葉が苦手になったら言葉が関連する作業はすべてだめだけれど、イラストを描くのは手際がよかったり、そういうことはあります。

大介　たしかにそうでしたね。病前から続けていた執筆のスピードとか毎日やっていた料理

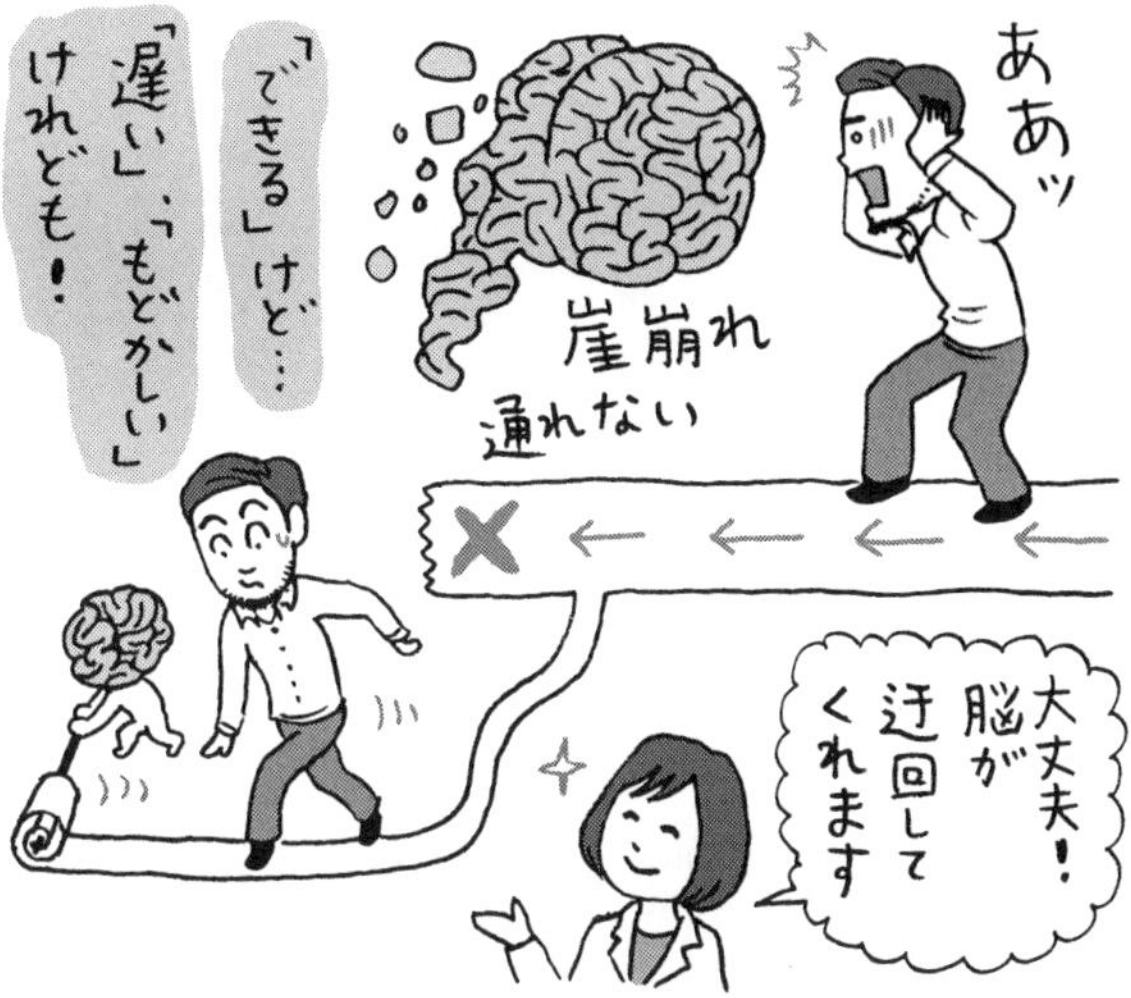
ああッ
崖崩れ
通れない
「できる」けど…
「遅い」、「もどかしい」けれども！
大丈夫！脳が迂回してくれます

なんかについては、「落ち幅」がずいぶんマシだったような気がします。独りでやる作業はまだいいんですよ。脳の情報処理速度が落ちて困るのは、殊《こと》に一般社会のペースに合わせなければいけないシーンです。

病後は自分を取り巻くあらゆる社会が速すぎて、ついていけない感じでした。普通に歩道を歩いていた人間がいきなり高速道路のど真ん中に置いて行かれた感じ。自分が歩けないわけではないけれど、周りが速すぎてどうしたらいいのか分からない。

きょう子先生　それは病気になってすぐの時期の話ですか。

大介　そうです。

きょう子先生　脳梗塞《のうこうそく》を含む脳卒中の直後は、

脳機能全体が地盤沈下しているような状態なので、様々な処理の効率が落ちてしまうのかもしれませんね。

大介　ラジオでもテレビでも、会話のペースが速すぎて、どんどん話題が変わっちゃって、理解が追いつかない。とても頭のいい人たちが、ものすごいスピードで話しているようにしか思えない。前にも言いましたが、道を歩く人もすごく速歩きで、よけながら歩くのが難しくて立ち止まってしまうぐらいのスピード差を感じました。

きょう子先生　何カ月ぐらい続きましたか。

大介　ラジオは、回復期病院を出て50日後ぐらいで、NHKのニュースであればなんとか聞き取れるようになりました。その後、仕事に戻っていく中で、人と話しているときに相手のスピードについていけなくて、パニックになることが増えました。元々苦手なタイプだった人との会話で、困難が顕著《けんちょ》になる傾向が強かったように思います。

一方で、駅の雑踏を苦しさを伴わずに歩けるようになるには何年もの時間を要しましたが、同じく複雑な情報処理を伴うはずの自動車やオートバイの運転については、倍以上のスピードで元の自分に戻っていったような気がしますね。

そう考えると、病前から苦手だったものは一層苦手に、得意だったものの落ち込みは少ない傾向も、また顕著だったように思います。

元のパーソナリティが強まる傾向

きょう子先生　処理速度が戻ってくる時期も、元々その作業が得意だったのか、苦手だったのかに左右されるということですね。たしかに、脳損傷の後では、病前にあった色々な傾向が強まることは多いです。医学的には、特に性格傾向などについて「先鋭化する」という言葉を使います。元々すぐ落ち込みやすい性質の人は、病後にさらに落ち込みやすくなるとか。

大介　そうですね。元の傾向が強くなるのは、悪い点でも良い点でもそうなる印象があります。音楽の旋律《せんりつ》に感動して泣きやすいとか、人の気持ちに感化されて自他の境界を見失いやすいとか、病前の特性は色々な面で先鋭化したのを感じますよ。

きょう子先生　怒りっぽい性質の人でも、普通の状態のときはある程度は理性でそれを抑えています。脳損傷で抑制が取れてしまうと、それが表に出てくる。病前には頑張って周りに適応していた部分が、脳損傷後にうまくコントロールできなくなってしまうことがあるのですね。

大介　なるほど。面白いですよね。僕は元々満員電車も雑踏も苦手で、ずっとそういう環境から逃げて生きてきたんですが、高次脳機能障害になって一度完全に電車に乗れなくなったことで、逆に耳栓をしたり、サングラスをするとかの環境調整を覚えて、むしろ今は病前より電車に乗ることへの苦手意識が減った感じもあるんですよ。

障害の個性がはっきりしてくる

きょう子先生　たしかに病前に不得意だったことは、得意なことに比べて、それに関する神経ネットワークが十分でなかったとも考えられますので、病後にできなくなってしまうことはありえます。そんなときは病後に新たな方法で適応していくということですね。

高次脳機能障害の回復については、機能ごとに、病前の得意、不得意まで考慮して考えていく必要がありそうです。一般的な傾向として、発症後早い時期は脳機能に全体的な影響があって、それを過ぎると、どんな機能が壊れているか、障害の個性のようなものがはっきりしてくる時期に入る気がします。

大介　先ほどのお話にあった迂回路が作られる時期ですか？

きょう子先生　一般的に病後の早い時期は注意機能をはじめ全体的な脳機能が落ちています。それが少し持ち直してくると、損傷された部位に関連する機能の障害が見えやすくなってきます。その機能回復の過程で、迂回路ができたり、ある部位の機能が補強されたりということが起きてくるのかもしれません。

例えば、左半球の損傷で起きる失語症の回復を見てみると、早い時期には右半球が結構頑張って働いていたりします。その時期を過ぎると、今度は左半球の病巣の周辺が働き出す。このように時期によって脳のどこの部位が頑張って働いているかが変わるというデータもあります。

大介　なるほど、それは面白いですね。

きょう子先生　神経は、その時期その時期で、どうやったら一番効率のいいネットワークが組めるかというのを試しながら変化しているのかもしれませんね。

大介　急性期を過ぎてようやく障害の個性がはっきりしてくる。大事なキーワードですね。どのくらい経《た》つと個性がはっきりしてくるのでしょうか。

きょう子先生　それは障害の大きさ、どのぐらいの範囲の脳が壊れたかによって違います。小さな病巣であれば、1週間たったらひとつの症状しかないという人もいます。医学的な意味で急性期というと、厳密な定義はありませんが、2週間ほどです。

大介　そうなんですね。僕が医療現場の人たちから聞いた言葉の印象だと、急性期っていうのは浮腫《ふしゅ》が収まって、再発のリスクがコントロールできるまで。でも認知機能的な急性期って、もっともっと長いスパンのものだと思います。

きょう子先生　急性という言葉は、もともと突然発症する脳卒中や外傷などの経過に使います。高次脳機能障害についても、そのような病気で起きるときには、急性期の症状という言い方ができますね。

大介　なるほど、そうすると、当事者としてはここで「もうひとつの急性期」を提案したくなります。というのも、自分の中の障害の像が、時期によってずいぶん違う感じがするんです。

もう最初は本当に混乱して、何も考えられない。ホラー映画の中にいきなり入っちゃったみたいな、ぐちゃぐちゃな世界観。日常で接するあらゆる情報のスピードについていけないし、心の中が色々な気持ちでぱんぱんで四六時中「楽な時がない」状況。それが徐々に緩和されて、ようやく現実の世界に完全に着地したように感じるまでに、1年ぐらいかかったように思います。

おそらくその1年間は、周囲の環境情報を処理するので精一杯という状態だったんでしょう。こうした時期が自分にとっては認知機能的、脳の情報処理的な急性期で、その後の時期とはかなり違うなと感じます。自己理解という局面も、その後にようやく立ち上がり始めるような印象でした。

なので、きょう子先生の言う障害の個性がはっきりするまでの時期を高次な脳機能の急性期、情報処理に余裕が出るまでを脳機能の亜急性期みたいに定義してもらえたら、当事者がその間に抱えている苦しみが少し可視化するんじゃないかなと、そんなことを思うんです。

「現実感がない」ホラー状態

大介　ただ不思議なのは、一番初めの、一番混乱している、周りがすごいスピードでついていけないっていう時期でも、身体で覚えていることは今まで通りのスピードやリアルな感覚をもって感じられたんです。あれは本当に不思議でした。具体的には先にお話ししたように、車やオートバイの運転、あと、音楽に合わせて走ること。失われてしまった現実感がそこだけにはある、そこだけがソリッドな感じがして、あれは何なんでしょうか。迂回しなくてもできる唯一《ゆいいつ》の行動という感じなんです。

きょう子先生　慣れた運動を繰り返すには、大脳の深い部分にある基底核とか、小脳とかが中心のネットワークを使います。大介さんの場合は、おそらくその辺りが病後もよく働いていたのでしょうね。

大介　なるほど。であればその部分にカテゴライズされている行動をすることは、初期の当事者にとって非常に大事なことに感じます。例えば歩く。麻痺があったらできませんが。

きょう子先生　運動障害がなければ、身体を動かすことはたしかにいいですね。あとは、動かすことによって、覚醒度《かくせいど》が上がるのです。何となく夕暮れみたいな、ぼんやりした状態から一段階上がれるというか。

大介　ああ！　それすごく分かります。考えてもまとまらないし、頭はずっとぼんやりしているような状態で、ちょっと考えるとすぐに疲れ果ててしまう状態だけど、それは「脳の疲れ」であって、身体を動かすことの疲れではないんですよ。なので、考えたらすぐ眠くなっちゃうような時期でも、身体を動かすことはずっとやっていられた。それどころか、ずっと濁《にご》ったままだった世界が、身体を動かしている間だけ、透明度が上がる感じがしたんです。

きょう子先生　疲れていて昼食後にぼんやりしたときなどは、歩くとすっきりしますよね。

大介　そういえば、脳のリハビリにもなるので、1日30分歩くことから始めましょうというのは、リハビリの先生に言われたことでした。

　あと、料理を身体が覚えていたことも救いでした。マルチタスク全滅の状態なのに、それ

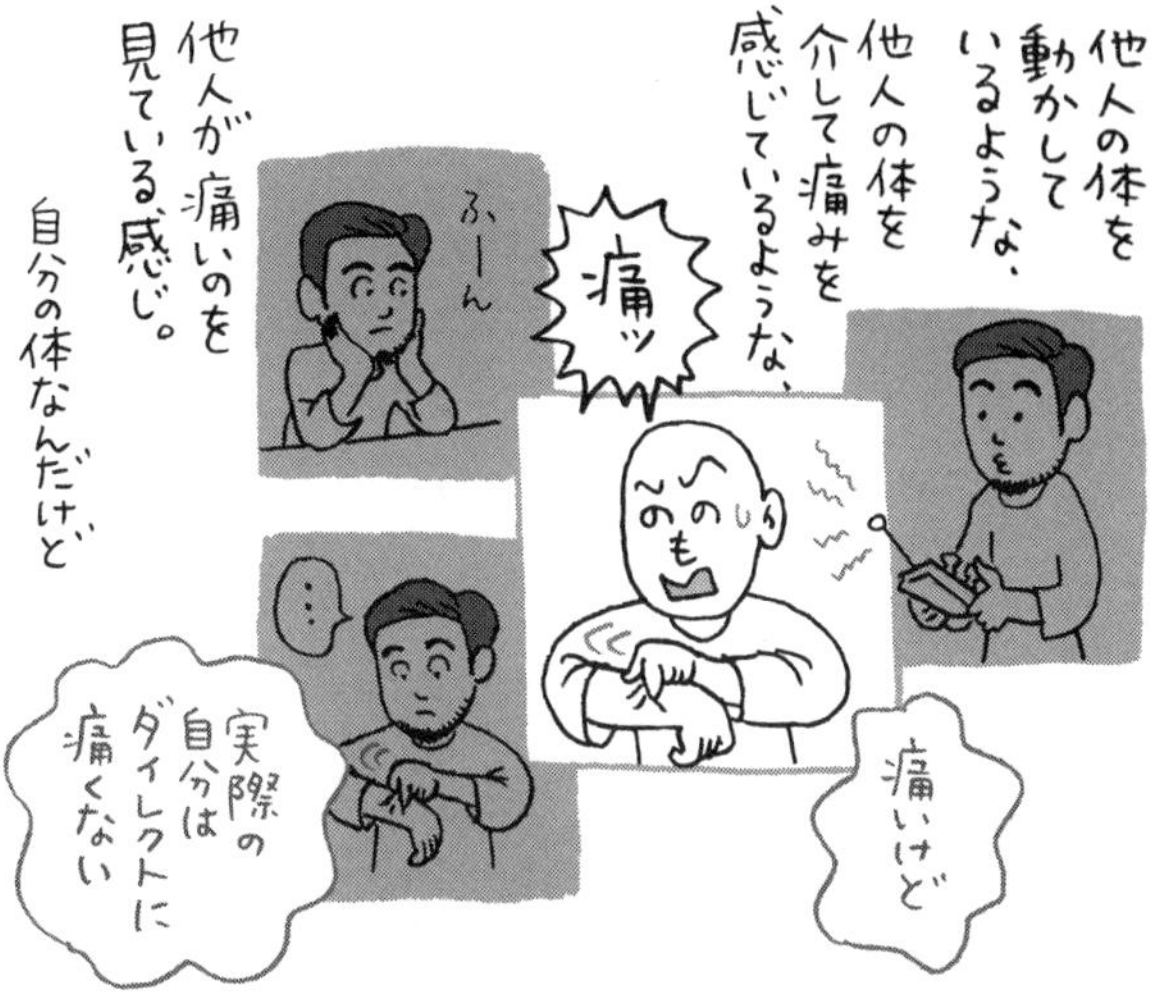
他人の体を動かしているような、
他人の体を介して痛みを感じているような、
他人が痛いのを見ている感じ。
自分の体なんだけど
痛ッ
ふーん
痛いけど
…
実際の自分はダイレクトに痛くない

こそ執筆の仕事もシングルタスクでしかできなくなったのに、料理だけはいくつかを同時に作ることができたんです。でも、夢の中で料理を作っているような不思議な感覚でした。

　退院した直後は、とにかく世界全体に現実感がないという状態で、何か物に触っても別人が触っているような感じだし、身体をつねれば痛いのに、痛い僕を上から別の僕が感じているみたいな、ホラーのような状態でした。自分の身体がロボットになってしまって、それを外から自分がこうやって動かして、外で見ているみたいな感覚でした。

きょう子先生　何カ月ぐらい続きましたか。

大介　24時間その状態が続いたのは、やはり1年くらいでしょうか。

きょう子先生　右側と左側の感覚では差がなかったですか。

大介　ない。全身です。寝る前とか覚醒度が低いときに、背中がかゆくて、掻《か》いても掻いても別のところがかゆいという感覚……。病前からそういうことがあったんですが、それと同じで、中指に触っても、別の指を触られているようなおかしな感じ。

きょう子先生　そうだったのですね。先ほど大介さんが言っていた自分を外から別の自分が見ているような感覚は、「体外離脱体験（Out-of-body experience）」と呼ばれる高次脳機能障害に近いかもしれません。右側の側頭・頭頂葉接合部という部位の損傷によって起きることが多いのです。大介さんの場合はその症状の軽いものであった可能性はありますね。

どうしてそういうことが起こるのかは、ある程度は説明されています。見た感覚、触っている感覚、自分の身体部位の位置の感覚が滞りなく脳に入って、それが統合されることで私たちは自分の身体が自分のものだと分かる。脳の傷のために複数の感覚にずれが起きたり、統合がうまくいかなくなったりすると、自分の身体が自分と離れたものに感じてしまうのですね。感覚を統合する場所は、側頭葉と頭頂葉の境目辺りにあるのです。

大介　ああ‼　遅延が起きる、統合できなくなるというのは、腑に落ちる表現です。とにかく、ダイレクト感がない。叩《たた》かれた瞬間に、叩かれたって感じない。音楽に合わせて指が動かせないのと同じで、自分の感覚と行動と、全部が少しずつ時間的なちぐはぐさがあるような感じです。思い出すだけで気持ち悪くなってきた……。

きょう子先生　なるほど、そんな感じなのですね。そうすると叩かれたという視覚情報と叩かれたことによる痛覚が脳に到達する時間にずれがあって、おかしな感覚が生じていたのでしょうか。

大介　そうしたことの結果として現実感がなくなる感じですね。実はこの症状は、僕の本の読者からかなり共感の反響が大きかった部分で、多くの当事者読者から「同じ症状がありました」という声がありました。痛みがあったり苦しかったりする感覚ではないけれども、ひたすら嫌で不快な感覚です。朝起きて冷たい水を頭から浴びても、冷たいんだけれども、冷たく感じている自分は他人みたいな感じが、一日中ずっと続いているような。高次脳機能障害以外でも、離人症か解離性障害で診断を受けている方から「同じだね」という声があったんです。

きょう子先生　先ほどお話しした体外離脱体験と、解離性障害が同じかどうかは難しいところがあります。解離性障害は明らかな脳損傷がない状態で、強いストレスなどをきっかけに生じることが多いのです。

一方、体外離脱体験はてんかんの患者さんでの報告が多いです。体外離脱体験に脳のどの辺りが関連するかは様々な方法で確かめられています。それを経験したことのある患者さんのてんかんの発生源がどこにあるか、どの脳部位を電気刺激するとそういう感覚が起こるのか、逆に自分の身体が離れて別なところにあることをイメージしているときに脳のどの部位の血流が増えるのかを調べたりしたのです。

そういう小さい証拠をひとつずつ積み重ねていくと、どうも体外離脱体験には脳のこの辺りが関係しているだろうと分かってきます。例えば、左の大脳が壊れた人は、そういう症状はあまり出ないのに、右の大脳の特定の部分が壊れた人でそういう経験をする方が多いということになれば、その部分が関係しそうだなということになるわけです。大介さんのところに同じような症状を訴える方の話がたくさん集まったわけですね。どういう方がそういう訴えをするのか、その中身はどんなものなのか、逆にどういう方はそういう訴えをしないのかは少し細かく見ていかなくてはいけないかもしれません。

大介　ですね。そこは注意が必要に思います。実際、この症状については、その感覚に常に襲われながらも、言葉にして表現するのにすごく苦労しました。言語化を仕事にしている僕でも、です。だから人によって全然違う感覚を同じものとしているケースも考えないといけないですよね。

きょう子先生　そうですね。

大介　僕が最初に言語化したのは、顔を洗いたい、という感覚だったと思います。ラードか何かを顔の全面に塗られて、自分の肌を全然ダイレクトに触れていないような感じがして、とにかくもう顔を洗いたくて仕方がなかった。で、洗っても洗っても、何か一膜洗い残しがあるような。全体的に膜が張っているような、生ぬるいお湯の中にいるような感覚から抜け出せなかった。

きょう子先生　そのような感覚は体外離脱体験とは別ですね。羊膜《ようまく》、と表現されていたものですか。

大介　そうです。羊水。僕はそういう表現をしましたが、他の人たちが言ったら、全く別の症状になるかもしれない。ただ分かってほしいのは、この症状が、とても苦しさを伴うということです。少なくとも、高次脳機能障害の説明をするときに「離人感がある」という言葉は含まれていませんよね。でも、機序がどうあれ、同じ症状を指しているかどうか不明であれ、一定数の当事者が訴えていることが、ほとんど知られていないという時点で、ああ、こんなにも僕らは分かってもらえていないんだという気持ちになってしまうこと、医療不信や支援拒否にもつながりかねないってことを、理解してほしいなと思います。

「左側に嫌なものがいる」

大介　感覚がおかしくなった症状として他に、左側の空間無視があります。それを最初にSTさんに伝えたとき、左側に嫌なものがあって、そちらを見たら呪《のろ》われるとか、とても嫌なことが起きそうな気がすると言ったら「左側に嫌なものがいる、と言ったのは鈴木さんが初めてです」とか言われまして（笑）。

きょう子先生　私もあまり聞いたことがないです。

大介　心理的に見たくないものが左にある感じ。たぶん、左側の認知判断機能が下がりまくっている状態で、「理解できない異様な世界が左にある」と感じたのだと自己解釈しましたが……。

きょう子先生　大介さんの場合は左の空間を意識していたのですね。左半側空間無視《ひだりはんそくくうかんむし》の方は無視している左側は全く意識できず、無視の反対側に注意が引っ張られることが多いように思います。常に顔が片方だけを向いているので、病室に入った時点で大体分かります。重度の半側空間無視の方は真正面を向いていないのです。

大介　そういえば、右の上の方を凝視《ぎょうし》してしまう症状も強くありましたね。せっかくお見舞いに来てくれた友人も、左側にいる人は完全無視で、ちょっと切ない思いをさせてしまったみたいです（笑）。

とにかく左側にいる人のことを見たくない、左側の人が言っていることが理解できなかったんですが、対策として妻に言われたのが、じゃあ身体を少し左に向けて話せばいいじゃないって。それで妻はわざと少し左側から話しかけるんですよ。おかげで、人と話す際は左側に座るか、半身を左にねじって話すことがその後の習慣になりましたけど。

きょう子先生　左から話しかけると反応してくれないので、右に回って話しかけたりする場合はありますね。

大介　あんたが動けというのは妻らしいけれど、みんなが分かってくれるわけじゃないですからね（笑）。ちなみに、半側空間無視って、そんなに長引くものではないのでしょうか。

きょう子先生　病初期を過ぎればある程度は回復してきますが、病巣の広がりと場所によりますね。残る方は、かなり長く残ります。

大介　なるほど。最近、仕事でたくさんの人と話すことが増えていますが、やっぱり左側の声は聞き取りづらい、意味が入りづらいです。ただ、向きを意識することを忘れて、左側の人の話が入ってこないことに気づくと、悪化したように感じてしまう。あれ？　戻っちゃったかな、と不安になることもあるんです。

きょう子先生　半側空間無視は方向性の注意の問題なので、意識して向けるようにしたら、向けられる。今は意識的にやれば向けられる状態で、例えば、うんと集中しなくてはいけない難しいことをやっていると、左側の注意がおろそかになる。

大介　ああ、それだ。脳の疲労も関係します。

きょう子先生　注意は、ずっと同じ状態が続くものではなくて、ダイナミックなものなのですね。何か大きな刺激に引っ張られたら、それに注意を集中することとトレードオフで、ふつうの人でも注意の範囲は狭まってしまいます。

大介　僕は最近、庭に出してある机で仕事をするのですが、ふと気がついたら、机の左側に物が一切なかった。笑っちゃうぐらい机の左側が空白状態で、左無視が残っているのかなと少し嫌な気持ちになりましたが、仕事に集中できていることとのトレードオフと思ったら、なんだか肯定できます。

きょう子先生　私の患者さんに、いつも持ち歩いている手帳の表紙に、「左」と書いて貼っている人がいますよ。その方は、自分の右に手帳を置くので、「左」と書いてある表紙を見

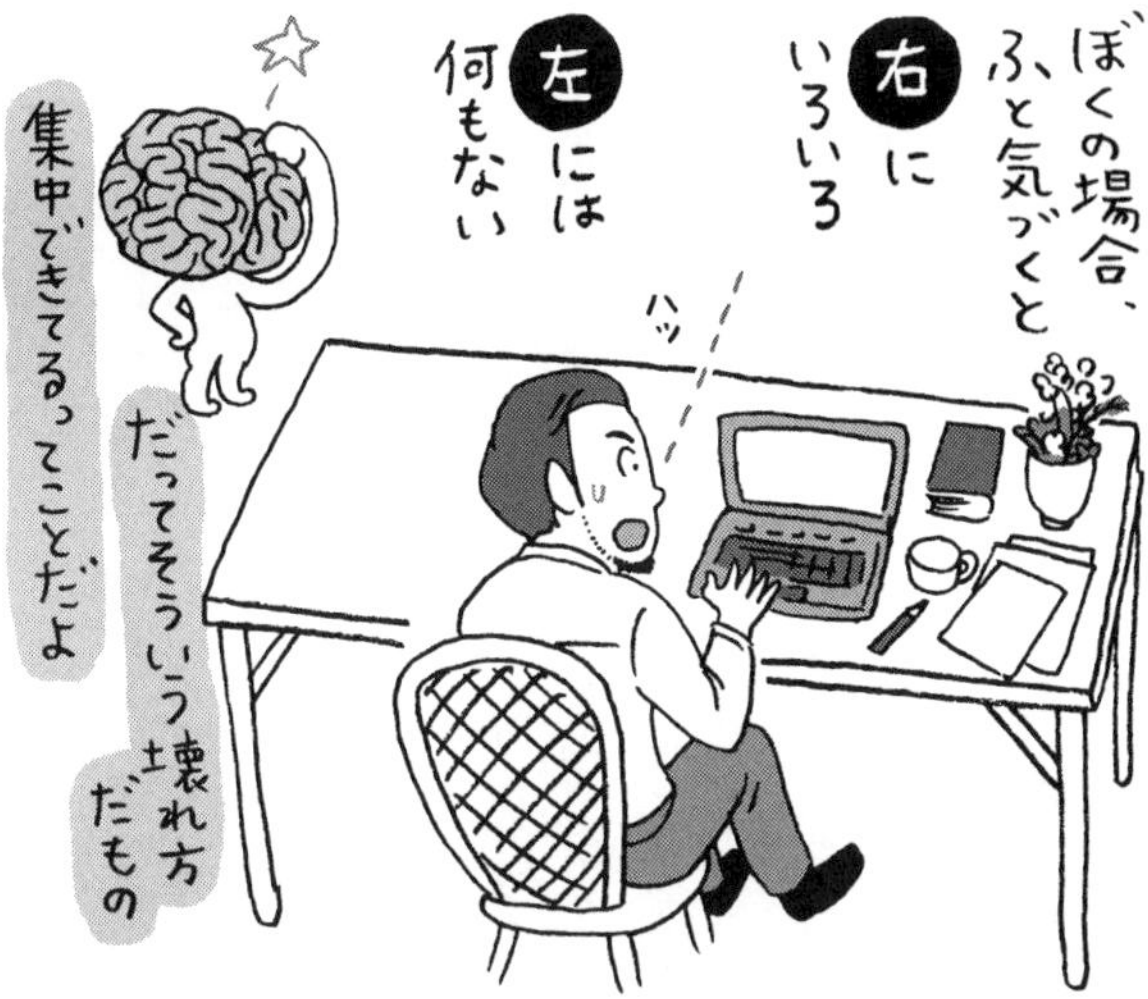
ぼくの場合、ふと気づくと
右にいろいろ
左には何もない
ハッ
だってそういう壊れ方だもの
集中できてるってことだよ

て、「あ、左見なきゃ」と左に意識を向けるようにすると言ってました。

大介　なるほど。

きょう子先生　注意機能はとても不思議で、狭まりすぎてもいけないし、広がりもなくてはいけないし、必要に応じて一点に集中させなくてはいけない。こういった注意の機能をうまくコントロールできないと、色々なことに影響が出てくるんですね。

失語症と談話障害の違い

大介　先ほど僕らに起こる不自由の共通点として談話の問題を出しましたが、そこに戻っていいですか。

前章でも話題に出しましたが、回復期の僕

を見てくださったSTさんに、会話が難しいことを何度も訴えたのに「話せていますよ」って言われたのがトラウマなんですが、このSTさんは、「そうした失語はない」の意味で言ったのかも。

きょう子先生　左側の脳が壊れると、失語症は結構な確率で起きてくるので、STさんはそのリハビリを得意としています。ここで話題にしている談話障害は、失語に比べると系統的に学ぶ機会があまり多いとはいえないかもしれません。例えば、STさんは失語症検査をよく使いますが、その検査では多分大介さんは満点を取れると思います。そういう検査結果を見ると、「言語障害はないですね」ということになってしまいます。

大介　あと、ディスレクシアという障害もありますね。

きょう子先生　はい、脳損傷で失語はなく、読みだけに障害がある状態を失読症（ディスレクシア）といいます。また、学習障害のひとつとして知られている発達性ディスレクシアは、読み書きに障害があります。失語症では、話す・聞くという口頭言語だけではなく、読み書きもだめになります。

言葉のお困りごとといっても、道具立てがうまくいかない人（失語症、ディスレクシア）と、道具立てはいいけれども、それをうまく運用できない人（談話障害）は質的に違いますね。

道具立てがだめな人は、一個一個の単語を思い出したり、理解したりするだけでも、かなり労力が要る。だから、軽症であっても長い話や込み入った話になると、話したり、理解したりするのが当然難しいです。それに対して、談話障害は基本的な言語の道具立ては保たれていて、その一段上の障害と言えますね。道具はあるけれども、それをどのように、どんな順序で使ったら相手に伝えられるかがうまくできない状態です。

言葉の理解のオンラインが途切れる

大介　なんだか聞いていると、やっぱり右脳損傷の自分にも重なる部分は本当に多いんです。言いたい内容にちょうどいい言葉を思い浮かべたり頭の中から選びだしたりすることにも、すごく時間がかかるようになりました。言葉を聞いていても、自分が話していても、その情報量に記憶が追いつかなくなると、何を言いたいのか、何を言いたかったのか、分からなくなって混乱する。文字を読むことも、初めは3行以上を読むと1行目の内容が分からないとか、ページをめくると話がつながらない感じがして、読み返すと読んだ記憶がないということもあって、本を読めるようになるまでにものすごく時間がかかった。

それにしても、とにかく不自由だったのは、談話ですね。受傷部位がどうあろうと、脳に何かのトラブルがあった人は、皆談話に何らかの不自由さを感じているという普遍性はないでしょうか。

きょう子先生　たしかに、失語の方は言語という道具がすでに壊れていて、談話を成立させることができません。談話障害と言う場合は、失語はないので道具はありますが、それを使いこなせないという感じでしょうか。そういう意味では、障害のレベルは異なっていますが、結果として相手とコミュニケーションをとるのは苦労しますね。

大介　なるほど。失語症があろうがなかろうが、談話について苦しさを持っていることは、共通なんじゃないのかという考え方かな。

きょう子先生　どちらもコミュニケーションの障害は起きてきます。大介さんの本には、相手が話していることは分かるけれど口《くち》パクに見えるという症状も書かれていましたね。どういうときに起きるのですか？

大介　例えばお笑い番組を見ていればそうなるし、ラジオでかけ合いみたいな感じになったりだとか、相手を否定し続けるような言葉が流れてきたりすると、相手の言葉が日本語であることは分かっていても、意味を構成しなくなるんです。意味のない単語を無秩序に言っているような感じになるんです。

きょう子先生　面と向かって話していてもそのような症状が起こったのですか。

大介　起きる。パニックになっているときはそうです。

きょう子先生　そうなのですね。パニックになっていないときは大丈夫でしたか。

大介　ゆっくりなら。パニックになっていないときに聞き取れないのは、どちらかというと、聞いてる言葉の意味を考えている間とか、話の内容を聞いた先から忘れてしまっている間に、話がどんどん進むケースですね。

　パニックになっているときは、例えば駅構内でピーンポーンという等間隔で流れている音（盲導鈴《もうどうれい》）が鳴った瞬間に、言語が意味を失うといった体験を何度もしました。さっきからずっと聞いているその人の話が、途中から、日本語をまねた、変な、適当な文法で並べたような言葉になったように感じて、意味が入らなくなるんです。ちなみに文字も読めなくなります。読めないというより、意味が入らない。

きょう子先生　オンラインで処理がうまく進まないということでしょうか。情報処理として、様々な干渉刺激が入ってくると、脳の中で流れているオンライン処理のじゃまになって、そこだけ途切れてしまうことは起こり得るかと思います。通常はそういう余分な刺激を無視できるものですが、高次脳機能障害の方はすべての刺激が入ってきて干渉してしまうことがあるのかもしれません。

大介　その刺激がない状態で、つまり静かな環境で対面して話していても、1時間くらいでオンラインが途切れてしまうこともあるんです。意味が入ってこなくなって、回復するまで時間がかかる。

きょう子先生　なるほど。時間が長くなってくると難しくなるのですね。情報処理できる容量の問題が関係しているのかもしれません。本来ならば取捨選択したり、内容ごとにまとまりを作ったりして必要な情報を頭に収めていくところを、そういうプロセス無しですべて頭に入れてしまうと、容量超過でそれ以上は頭に入らない、というような状態でしょうか。

大介　だと思います。全然基礎知識がない状態で、専門用語がばんばん出てくる講義を受けているときって、内容が頭の中に入ってこないですよね。発症からしばらくは、常時あの感覚に近い状態が続いていました。

きょう子先生　専門外の講義だと、一つ一つの言葉が分からないので、そのたびに引っかかって、それって何だろうと考えているうちに、話は次に進んでいるみたいなところがありますね。

大介　すごく近いんだけれど、ちょっと違うのは、頭に入ってくる言葉が文法をなさなくなるような感覚があったことでしょうか。

破局反応

きょう子先生　そういうときは、キーワードは全部聞き取れていましたか。

大介　全部は聞き取れないです。切れ切れで入ってくるしかないという感じです。なんというか、専門家の分かりづらい話でも、個々のキーワードを俯瞰して大体こういう意味だろうみたいな文脈ってつかめますよね。そうじゃないんです。もう、日本語に酷似した全然別の言語を聞かされているような、まったく意味がつかめないような感覚がありました。

きょう子先生　なるほど。日本語の言葉として聞こえないということですか。

大介　そうです。テープの逆再生みたいに感じます。

きょう子先生　そうすると、もはや聞き取れる単語はない？　それともある程度は単語も聞こえるのですか？

大介　混ざっています。理解できない音節も入っているし、ホラーとしか言いようがない感じです。それが始まってしまうともう耳を塞《ふさ》ぐしかないし、ストップしてくださいと言っても皆ストップしないし（笑）。

きょう子先生　そうなのですね。もうすべての情報をシャットアウトしたい感じでしょうか。

大介　その通りですね。もう何もかも脳に入らないでほしいって願いました。おそらく、神経疲労とか認知資源という言葉で説明されるような脳のエネルギーの問題に思いますが。

きょう子先生　そのような言葉で表現されることもありますね。その実態はよく分からないのですが。

大介　僕自身は腑に落ちる言葉です。神経を削られるようなストレス因子に触れなければ触れないほど、そういうことが起きないので。さきほど、静かな環境で話をしていても、途中から話が入ってこなくなるケースを言いましたが、それも、脳のエネルギーが枯渇《こかつ》した感じです。一日仕事で頭を使い果たした夕方以降なども、かなりの確率で言葉が入ってこない、出てこないという感覚はあって、病後5年以上経《た》つ今に至っても、これはあります。

意味が入らない現象が起きるときは、後頭部の皮膚が収縮してしびれる感じがしてきます。まずいな、入ってこないかな、と思っていると、徐々に意味をなさなくなってきて、わーっと急速に勢いづいて分からなくなります。文章が塊《かたまり》であって、「千葉」とか「東京」とか分かる単語がたまに聞こえてくる感じ。

きょう子先生　そういうときにごく短い単語で、例えば「大介さん」と言われたら、それは聞き取れるんですか。

大介　もちろん。自分の名前を呼ばれたら、はい、と言える。で、そのあとごにゃごにゃっとなって、何言ってるのかな、みたいな（笑）。

きょう子先生　「大丈夫ですか」などの呼びかけも聞き取れるんですね。

大介　聞き取れます。文として長いか短いかというよりも、何か情報を伝えるようなことをされると、一気に崩れる感じ。言語世界観が崩れる。うわーって、ごにゃごにゃっとした世界になってしまうと、もうやめてって感じになります。作業記憶が追いつかなくて談話できないときは、ちょっと待って、という感じですが、それとは違います。

きょう子先生　そういう状態は「破局反応《はきょくはんのう》（catastrophic reaction）」と呼ばれるものに近いのではないかと思います。自分がうまく対応できない状況に直面すると不安や焦燥《しょうそう》を示したり、攻撃的になったりして、普段ならできることができなくなります。例えば、本人が回答できない質問をされたときに不安や焦燥がつのり、それに答えられないだけでなく、いつもは容易に理解できていた会話の内容がうまく入ってこない。声は聞こえていても頭に意味が入ってこない感じです。

大介　ああそれ！　破局反応という言葉は、心理学の言葉ですか？

きょう子先生　医学でも、神経系で破局反応という言葉を使うことがあります。

大介　言葉の印象として、すごく腑に落ちる。まさにそんな感じです。何もかも受け取れなくなってしまう。言葉を聞き取ること以外にも、文字も読めなくなるし、言葉のイントネーションもうまく表出できなくなります。脳貧血に近い吐き気のような身体症状もあって、ほんとうに何もかも全部受け付けない感じです。

きょう子先生　言語のどの階層が壊れたとかいうレベルの問題ではなくて、その基盤になる情動の状態が崩れているために、どんな認知処理も受け付けない、それに近い状態ではないかと思います。多少は意味が分かる単語が入ってきても、情報としては入らないという感じです。

大介　なるほど。この状態に心理的な要素、感情的な要素も混ざっているのは、間違いないと思います。なぜなら、嫌いな話題、嫌いな相手だと、短時間でこの状況に追い込まれやすい。

きょう子先生　相手が大介さんのペースに合わせられないときも、なりやすいのではないですか？

大介　そうですね。仕事の打ち合わせなんかで、3回ぐらい、ついていけないからストップしてとお願いしたんだけど、3回とも遮られて、これも言わなきゃあれも言わなきゃで続けられたときは、それでもう破局しました。日本語文字列がごにゃごにゃっとなって、感覚的にはすごいホラーなんです。

きょう子先生　私も患者さんを診察していて、まれにそれに近い状態になっていることに気づくことがあります。なるべく相手のペースに合わせてお話しはしているのですが、あれやって、これやって、といくつか続くと、お手上げ状態になってしまう。そうなってしまったら、無理せず診察はそこでおしまいにします。

大介　そういうときはできれば、背中をなでてほしいです（笑）。

心理・感情の問題

きょう子先生　ただ、そこまでいかない場合は、話題を切り替えると落ち着くこともあるのです。その人が昔やっていた仕事の話とか、昔話が効くことが多いです。慣れない環境で検査としての質問を繰り返されると、緊張するし、できないことが重なると、破局反応に傾きやすいということですね。

大介　一番苦手なのは、問い詰め。畳みかけるように、こちらの言葉を求められるっていうのが、一番きついです。問い詰めが重なったり、相手の言葉を無視してひたすらかぶせて話すみたいな他人の会話でも、心が何も考えられなくなるときはありました。これって心理的な反応の要素もないでしょうか。

きょう子先生　たしかに。言語特異的な障害ではない気がします。

大介　ちなみに病後はツッコミ漫才が見られなくなりました。コントも見るのがきつくなりました。かけ合いのテンポが速すぎて、理解がついていかない。

きょう子先生　漫才を理解するにはスピードも必要ですね。

大介　それに加えて、大体突っ込み漫才とかって、相手に対する否定的なトーンで形成されていますよね。もともと僕は他者を否定するタイプの会話が苦手だし、嫌う感情があって、それが大きく反応している感じがします。

　高次脳機能障害って、その人の苦手とか嫌いがすごく強く出る症状だと思います。

きょう子先生　なるほど。おそらく病前は苦手や嫌いをある程度我慢して、処理できていた。それが、脳損傷の後は、嫌なものは嫌、と情動をうまくコントロールできないので、そういう刺激を処理しにくくなったということかもしれませんね。

大介　そうですね。やはり嫌悪の感情が強く出たことで、その感情が脳のリソースを奪ってしまって、一層言葉の理解を阻害していたように感じます。

きょう子先生　あとは、前にも話に出た脳の容量や注意の問題でしょうか。脳損傷の後は、一度に入れられる情報の量がどうしても少なめになることが多いので、当然、一度に処理できるものの少なくなる。ひとつひとつ情報を入れれば十分に処理できるけれど、一遍にどかーんと入れてしまうと、処理しきれない。その結果、人によってはパニックになったり、一部しか分からなかったりということがあると思います。

大介　そうですね、本当に。であれば、お願いしたい共通の配慮とは、やっぱり「ゆっくり、分かりやすく、遮らずに」という、いわゆる傾聴《けいちょう》の基本のキに立ち戻る感じがします。加えて、大きな情報処理になる、感情をかき乱すような否定的な言葉とかをできるだけ排除してほしいということ。

きょう子先生　一度に入れる情報量を、周りの人が調整してあげるということですね。

大介　そうです。あと、かなり無理を強いるとは思うんですが、病院全体に求めたいお願いもあります。それは、高次脳機能障害の当事者がいる病棟全体で、その情報量の制限をしてほしいってことです。看護師さんもそうだし、看護助手さんもそうだし、リハビリスタッフもそうだし、もちろん先生、医師も含めた病院全体で。

僕が経験した病院では、そもそも全員何も知らなかった感じがします。看護師さんはものすごく早歩きで早口で、その速度にまずついていけない。一晩中ナースコールは鳴るし、病室のベッドも何度も移動があって、そうした大きな情報や環境の変化があるたびに、耐え難い思いをしました。忘れられないのは夜中にトイレに行くときに、点滴の電源を抜いて行って、再び充電器に差さないでいて、警告のブザーが鳴ってしまったとき。看護師さんが来て、「差し直してくださいって言いましたよね！」って言われた瞬間に、もう飛び降り自殺したくなりました。急性期病棟ですよ。そんなこと言われたって覚えていられないし、どうやって差し直せばいいか分からないような時期で、その対応です。

きょう子先生　コンセントをどうやって差せばいいか分からないことを理解してもらえなかった。

大介　コンセントを差し直すとか、ジッパーを締めるとか、そういうことができなかった時期です。しかも、左側でした（笑）。

脳外科専門の病院の急性期病棟で看護師さんがそのレベルって、かなり絶望的に感じました。

きょう子先生　患者さんのお困りごとのポイントをスタッフが共有するのは大切です。大介さんの状況を理解してくれていた先生が、ケアを担当するスタッフ全員には伝えきれていなかったのかもしれません。

「山菜採りのプロ」とは

きょう子先生　当事者のお困りごとを理解してもらうためには、脳の病気やそのリハビリに関わる医療職が高次脳機能障害についての知識を持つことが必要ですね。

大介　そうですね。当事者にとって必要なのは、エビデンスや科学はさておき、自分たちが救われる、楽になるってことだと思うんです。やってほしいのは、僕らが何に苦しむのか、何をしてほしくないのか、普遍的にあるお困りごとを知ってもらうこと。

そして、当事者には状況が変わるのを待つ余裕も、そんなにない気がします。半年我慢したら自殺しちゃう人もいるかもしれない。きょう子先生がおっしゃってくださったように、まず観察すること、ペースを合わせてチューニングすること。明日からでも始めてほしいと、強く願います。

きょう子先生　観察することの前提として、症状に関する知識が必要です。基礎的な知識をもったうえで見ないと見えないことが山ほどありますので。

たとえて言うと、山菜採りに山へ行って、山菜採りの名人は、あ、そこにワラビがある、とすぐに見える。私たちは同じ風景を見ていても、え？　どこにワラビがあるの？　と分からない。高次脳機能障害の症状もそれに似ています。こういう症状が出るだろう、こういうことが起こり得るだろうと知識や経験から予測して見ると、見えてくるところがあるのです。

大介　その喩え、すごくよく分かります。現場の人は全員、山菜採りのプロになってほしい。とりあえずその山にある山菜は全種類知っておいてほしいと、切実に思います。きょう子先生に最初にお会いしたとき、「あ、この人は山菜見つけられる人だ」と分かりました。当事者って、ぼんやりしているようで、そうしたことには敏感です。

そもそも、入退院時に「家族の方がお読みください」という趣旨で渡されるリーフレットがありますよね。主に都道府県の支援拠点が作ってらっしゃるリーフレットです。僕、全国あちこちで使われているリーフレットをいくつも目にしましたけれど、腑に落ちるモノがほとんどありませんでした。あれをそのまま家族に渡す時点で、結構耐え難い思いがあります。

きょう子先生　文句を言いたい？

大介　言いたいですねえ。そのようなリーフレットの多くが、当事者の特性を一言で「子どもっぽくなる」、「忘れっぽくなる」などの箇条書きにしてあって、しかも大体は家族がそれ

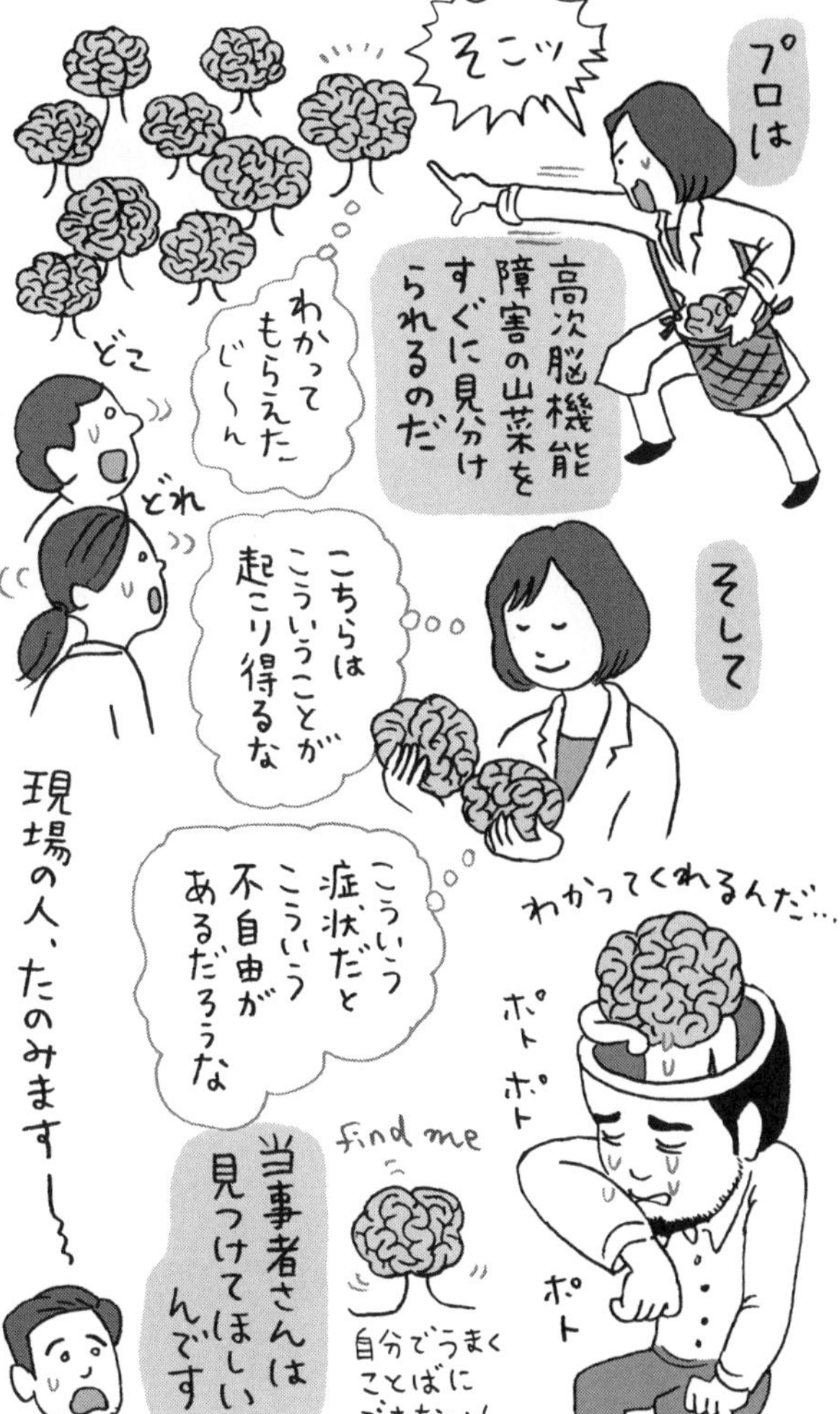
プロは
そこッ
高次脳機能障害の山菜をすぐに見分けられるのだ
わかってもらえた
じ〜ん
どこ
どれ
そして
こちらはこういうことが起こり得るな
こういう症状だとこういう不自由があるだろうな
わかってくれるんだ…
ポトポト
ポト
当事者さんは見つけてほしいんです
find me
自分でうまくことばにできないし
現場の人、たのみますー〜

によってどのように困るか、戸惑うかというトーンで書かれています。

でも、忘れっぽくなると言ったって、作業記憶の低下には膨大なお困りごとが伴うわけじゃないですか。

単に言われたことを覚えていられないとかだけでなく、頭に思い浮かんだ言葉を声にする前に忘れちゃうとか、レジ会計の3桁《けた》の数字を覚えていられないとか、頭の中で手順を組み立てたくても思い浮かんだ手順がどんどん消えていっちゃうとか、もう限りなくたくさんのケースの困りごとがあるのに、「忘れっぽい」の一言で、分かってもらえるはずがない。しかも、当事者がそうした思い通りにいかない自分に苦しみを抱えていることが、ほとんど書かれていないといっていい。

その程度の書き方だと「簡単な足し算ができなくなった」イコール「足し算ができないほど知的スペックまで低下した」と家族が捉えて、そういう扱いをしかねないですよね。

「依存」って何?

大介　リーフレットにある紋切《もんき》り型の描写で最も耐えられないのが「子どもっぽくなる」や「依存的になる」という表現です。高次脳機能障害は一言でいえば、日常生活で当たり前にできたことができなくなる障害ですが、まるごとできなくなることがある一方で、ちょっと手助けをしてもらうだけでできるようになることもたくさんある障害です。

それなら、依存的になるのは当たり前だし、良いことじゃないですか。むしろ依存的になれている当事者って、僕はいい当事者だと思う。依存的になれなくて、自分で抱え込んでいる人が一番苦しいので。

別に、できなくなったことを全部他人に頼るようになるわけじゃなく、少し手伝ってほしいとか、そばにいてほしいだけなんです。そうしてくれればやれるのだ、と分かってることは、自己理解が進んでいる証拠でもあるわけです。

きょう子先生　依存という言葉は、本当はできるんだけど人に頼ってしまうというようなイメージを含んでいませんか。できないことをしてほしいと頼むのは依存とは言わない。できないことを人に頼るのは当然ですから。大介さんのご著書にある、「やれないことは人に頼る習慣を学べ」という奥様の言葉は、まさにそうですね。

大介　本当にそうです。普通の人からしたらつまらないことができなくなってしまうんだけれど、ちょっとした手助けがあればできるっていうことを当事者は経験的に学んでいきます。

きょう子先生　どんな状況でもできないことと、精神的に落ち着いていればできること、があるのですね。例えば、大介さんはそばに奥様がいてくださると事務手続きとかもできるといった経験をされている。

大介　そうですね。特に困難で苦手意識が強い事務手続きなど、あとコミュニケーション面の不安や不自由なんかは、信じられる人、いざとなったら助けてくれる人が隣にいてくれるだけでも、一気に難易度が下がるという経験を何度もしました。不安がなくなることで、一気にやれることが増えるんです。

きょう子先生　それは頼れる人がいるとできるということですから、そういう状況を作れば良いということでしょう。依存することと、頼れる人にそばにいてもらう状況を作るということは違う気がします。

大介　そうなんですよね。ただ既存のリーフレットにあるような書き方だと、その違いは伝わりません。家族は限られたリソースの中で当事者を色々ケアしなければならない中で、依存という言葉を家族の負担増、迷惑の文意で拡大解釈してしまうだろうなと思うんですよね。

きちんと伝えてほしいのは、そのそばにいてもらう状況っていうのが、当事者にとってどれほどありがたいことかなんです。また自分の例を出しますが、人混みの中でパニックを起こしてしまったときに、妻が手をつないでくれるだけで、劇的に苦しさがなくなった経験があります。

きょう子先生　手をつないで歩いたほうが安心して歩けるということですか。

大介　安心というレベルではなくて、妻が手をつないでくれた時点で、聞き取れなくなっていた周囲の声が意味を取り戻すとか、読めなくなっていた文字を読めるようになるとか、壊れていた世界の認識が一気に立ち戻ってくるような経験だったと思います。

それはたぶん、どこに行けばいいのか、どの道を通ればいいのかといった思考の負荷を妻が肩代わりしてくれたことや、不安というほかの情報処理を妨害する感情が一気になくなったことが理由じゃないかと思うんです。「依存」イコール「脳の情報処理をちょっと手伝ってもらう」という文脈であれば、それは家族の困りごとの文脈で語られることじゃないと思うんです。

当事者からすると、家族が命綱なんですよ。家族の理解やちょっとした手助けがあれば、やれないことが一気にやれるようになる。他に誰も頼れないから、家族じゃないですか。

きょう子先生　なるほど。大介さんの場合とは少し違った形で、「依存している」と周囲に思われてしまう方もいます。自発性が落ちて、自分からは何もしなくなる当事者さんです。

大介　ああ……。たしかに。僕にはその当事者感覚は想像もつきませんが、何もしなくなるという依存の形態は、ご家族にとって深刻なお困りごとですね。脳の機能として自発性を失った人は、どう支援すればいいのでしょうか。

きょう子先生　具体的に「○○をやって」と声がけするといいです。

大介　やって、と言えば、やりますか？

きょう子先生　やります。自発性のない方は、自分からは行動を起こすドライブがかからないので、何をしたらいいか分からないし、何かをしようとも考えられない。具体的にこれをこういうふうにしましょうと言われれば、とりあえずはやります。ですからこの状態も依存とは違うと思います。できてもやらない、やればできるんだけれど全部人にやってもらうという方もいないわけではありませんが、脳損傷の方で依存といえるかどうか。

大介　やれるのにやらないっていうケースは、大きな失敗経験をしてしまって、で、もうやりたくないですっていうようなタイプもいると思うんです。だとすると、本人にとっては苦しくなくなるための回避行動なので、そこをケアしてあげることで変わっていく。依存ではなくて、援助希求に近いものがあるな。

きょう子先生　そういう苦い経験からやらない人、自分の中からドライブがかからないために何もやらない人など、「依存的」と見られている方にも色々なパターンがある。「能力的にはできるけれども、やらない」という意味では同じでも、その背景は随分違います。それで、家族がどう対応していいか困るのだと思います。

大介　なるほど。依存的という言葉だけでも、新たに一冊リーフレットが欲しい！

相手の「苦しい」にとにかく気づいて！

きょう子先生　高次脳機能障害の告知というのは、あなたは癌《がん》ですというような病名の告知とは違って実は難しいのです。高次脳機能障害は精神障害者保健福祉手帳に該当するので、その用語に抵抗がある方もいます。ですから、「高次脳機能障害」という言葉を使うかどうかは別にしても、こういう障害はしばらく残るとか、この障害は少しずつ良くなるけれど完全には治らないかもしれないとか、そういう話はあるべきだと思います。それをどのように伝えるかは主治医の先生の考えによるところが大きいですが。

大介　告知のタイミングや伝え方の難しさは、たしかに高次脳機能障害の支援に携《たずさ》わる方々から多く聞くテーマなんですけれど、それ以前に、診断漏《も》れと無支援のケースについて、少しお話ししたいです。

僕の著書の読者からたくさんお手紙やSNSでのメッセージをいただく中で、明らかに脳外傷や脳卒中の既往歴があるにもかかわらず、高次脳機能障害の診断を受けていなくて、何か病前と違う、どうしても日々が不自由で苦しくて仕方がないという思いの中でうつ病を発症されて、精神科にかかっているといったケースを、あまりにもたくさん聞きました。そして、受傷してから10年近くも精神科をあちこち巡って、ようやく高次脳機能障害と診断されたというケースも、あまりにも多く聞いたんです。

その間に何度も自殺を考えたり、失職して生活困窮《こんきゅう》に陥っていたり、家族が崩壊してしまったケースなどもあります。これは、耐え難い残酷ですよね。

この本を読んでくださる方々には、様々な支援職を目指す学生さんや、若い現職の方もおられるでしょう。であれば、ぼくが読者の皆さんにお願いしたいのは、支援の仕事の中で、あなたがその当事者の最初の発見者になってくださいということです。

今から医療現場での障害のアセスメントの精度を上げることも必要ですが、すでに世の中には未診断・無支援のままで社会に戻ってしまい、苦しみを抱えて生きる当事者がたくさんいるはずです。そうした方々が、何かおかしい、何か苦しいって、精神科クリニックを訪ねるかもしれないし、心理カウンセリングにかかるかもしれない。公的な支援の申請をしてくるかもしれない。

そういうときに、その方の病歴などの中に脳受傷の記載があったら、まず高次脳機能障害の可能性ありということで、救いの道をつなげてほしいのです。

きょう子先生は山菜採りのプロ集団の中にいらっしゃるので、医療レベルの低いケースはあまり接点がないかもしれませんが、本当に高次脳機能障害に対する医療と支援には激しい地域差を感じています。僕のところに届く声は、本当に悲惨です。

例えば子どもの頃に受けた抗がん剤治療の副作用で脳梗塞《のうこうそく》を起こしてしまった子が、その後の学生生活の中で色々と不自由があって、スクールカウンセラー、精神科、色々たらい回しにされて、発達障害という診断を受けて、その後に仕事に就いてからやっぱりうまくいかなくて、かかった精神科で「ちょっと待って。あなた、脳梗塞の後の高次脳機能障害がありますよね」と診断されたケースなんかもありました。もうこうなると、それまでのたらい回しや苦しみ続けたことの損失って、何で埋められるんだろうかって思ってしまいます……。

きょう子先生　そういうことがあるのですね。ただ、障害が軽い方だと、大学くらいまではどうにか乗り切れたりもするのです。就職して仕事を始めてから、うまくいかないと相談に来られる方はいます。

大介　そうですね。就労のタイミングで障害化、というケースは典型かもしれません。失った時間は取り戻せないかもしれませんが、せめてその障害に気づいてあげられる最初の人になってほしいっていうのは、改めてこの本を読んでくださる方々に、お願いしたいです。

脳の8割が高次脳機能に関わる

きょう子先生　脳を重さで見ると、高次脳機能に関わっている脳が全体の8割弱ぐらいを占めます。手足をただ動かす、感じる、見る、といった単純な運動や感覚に関わる脳の部位はかなり少ない。いつも学生には、8割の脳が関わる高次脳機能を診ないで神経系の診察が終わったとは言えないと伝えています。ただ、高次脳機能障害は、麻痺があるか、感覚障害があるか、目が見えるかなどの症状に比べて分かりにくいので、なかなかきちんと診られていないことが多いです。救急の現場で、命は大丈夫か、意識はどうか、手足が動くか、ということが優先されるのは当然として、少し落ち着いたら高次脳機能障害にも目を向けてほしいです。

大介　先崎章《せんざきあきら》さんという高次脳機能障害についての本も出している精神科医の先生の講演で、脳の図を示しながら、体に関わっていて損傷されると麻痺とかが出る部分はここ、高次脳機能障害に関わる部分はこの辺り、と説明したときに、会場全体がその広さに驚いていました。

脳に何かのダメージがあったら、高次脳機能障害って100パーセント起きるんじゃないの？　麻痺があったら高次脳機能障害も疑うのが必然じゃないの？　という驚き。講演を聞きに来ているのはリハビリに関わる医療職の人、地域の支援職の人など、何らかのケアに関わる人たちが多かったのですが、そういう反応が起きたことが、逆にショックでした。

これ、先入観の典型的なものではないかと思います。


きょう子先生　皆さんが持っている高次脳機能障害に対するイメージがそれぞれ違っていることも関係しているかもしれません。

おさらいしておくと、学術的には高次脳機能障害は脳損傷による認知機能障害全般を指します。中でも、失語、半側空間無視、構成障害などは症状として分かりやすく、頻度も高いので、リハビリに関わる医療職なら大抵知っていると思います。一方で、例えば談話障害のようなお困りごとは、ちょっと話がまとまらないけどそんなものか、という感じで流されてしまっているかもしれないですね。それと、行政的には、高次脳機能障害に失語症が含まれず、「記憶障害、注意障害、遂行機能障害、社会的行動障害などの認知障害により日常・社会生活への適応に困難を有する状態」とされています。

ですから、高次脳機能障害をどのようなものとして理解しているか、実際の症状にどう結びつけて考えられるかによって見方には差が出てくると思います。

大介　見て分かりやすい障害ひとつひとつは認知されているけれども、高次脳機能障害とは何か、という全体像として捉えると、ものすごく大きな範囲の日常生活で支障を来《きた》すような症状がたくさんあるということをまず知ってもらいたい。ただ、本当に当事者に起こるお困りごとには個別性が高いので、今後は山菜図鑑みたいなものを作りたいなと、そう思っています。

きょう子先生　高次脳機能障害とは何かは、実際の症状や患者さんを目にしたことがないとイメージがつかみにくいかもしれません。その背景として知っていただきたいのは、脳は本当によくできているということ。様々な部位が実に奇跡的にうまく統合されて、日常生活が送れるような仕組みになっている。お困りごとのない日常生活が送れることのすごさを感じてほしいですね。

大介　奇跡的にやれていたんだってことは、当事者になってものすごく感じたことです。ちょっと壊れただけで、日常のささいなことができなくなって、それが生きるつらさにまでつながってしまう。

きょう子先生　例えば、都会の雑踏の中を、皆お互いにぶつからずに通り過ぎていくのはすごいことだと思います。「雑踏を歩く」ことが可能になる処理が、ひとりひとりの脳の中で的確に行われたうえで、相互に調整されてはじめて実現するのですから。どうしてこんなにうまくできているのだろう、脳は実に不思議だな、といつも思います。

大介　本当に、そうですね。健常だったときには考えもしませんでした。病後、あまりにも当たり前のことができなくなることを経験して、あの当たり前にできていたことは、全部脳が無意識のうちにやってくれていたことなんだと実感して、脳ってすごい、と心底実感しました。

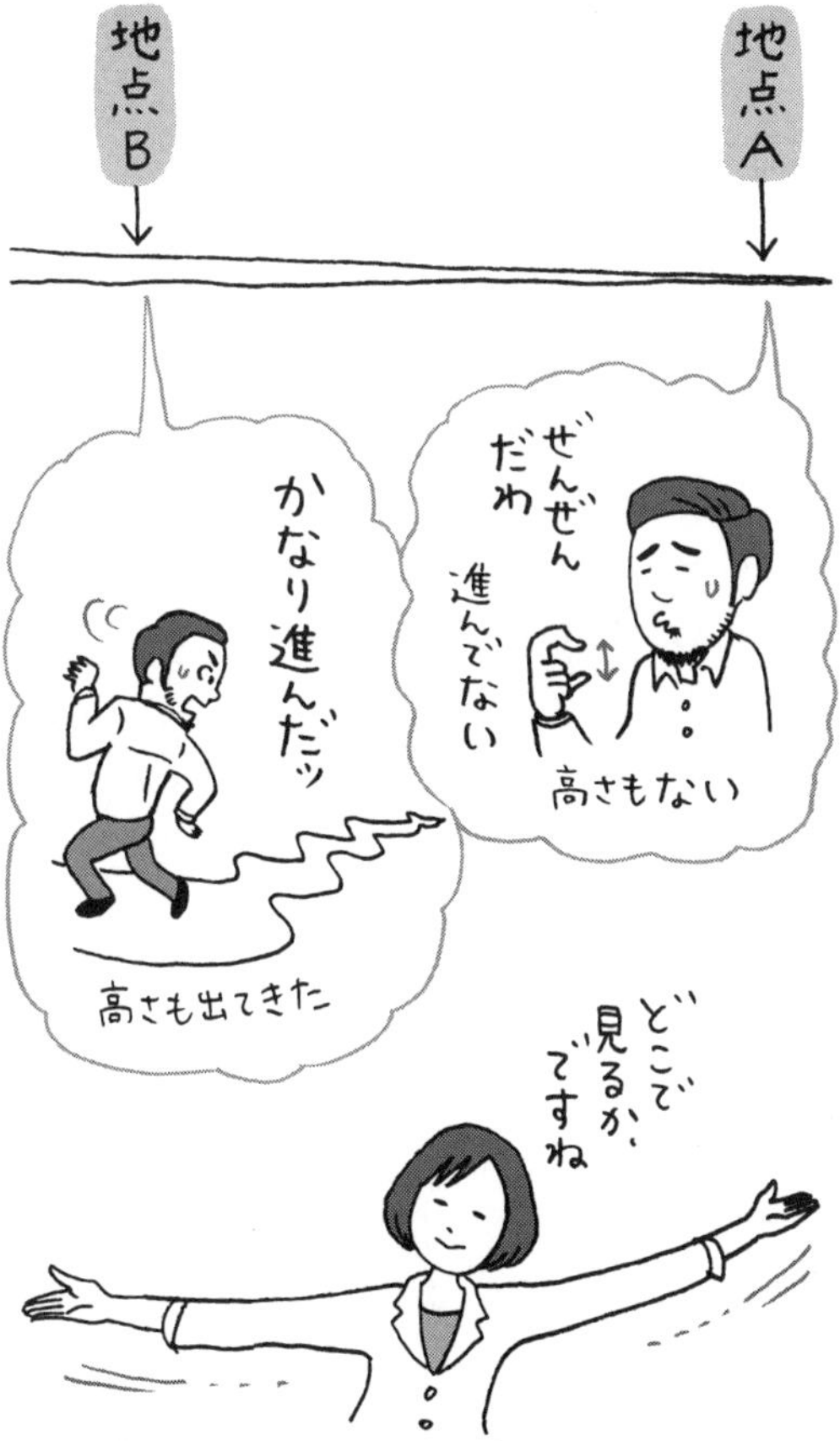
地点A
地点B
ぜんぜんだめ
進んでない
高さもない
かなり進んだッ
高さも出てきた
どこで見るかですね

「自分は病気だ」と気づいているかどうか

大介　受傷後の僕が手にした『日々コウジ中』は、高次《こうじ》脳機能障害《のうきのうしょうがい》当事者のお連れ合いの視点から書かれた本ですが、ご本人のコウジさんは病識《びょうしき》がないケースです。僕自身は病気の受容というのはその後の人生を左右する一つの重要なステージだと思ったのですが、病識があるかどうか（自分が高次脳機能障害であることに気づいているかどうか）で、つらさや苦しさや対処の仕方は変わってくるものでしょうか。

きょう子先生　はい。病識があるかどうかは、高次脳機能障害にどう向き合っていくかに大きく関わってきます。ただし、病識は、白か黒かではなく、その間に灰色の濃淡がある連続的なものです。

　病識がない状態を病態失認と呼びますが、「私はまったく何ともありません」という病態失認の方から、自分の状態をとてもよく自覚していらっしゃる方まで、病識は連続的に分布しています。臨床の現場では、はっきりどこがおかしいと言える方はむしろ少なくて、ちょっとおかしい、どこか変という感じを持っていることが多いように思います。病態認知は、発症してからどのくらい経《た》っているかや病巣がどこにあるかによっても違います。病態失認

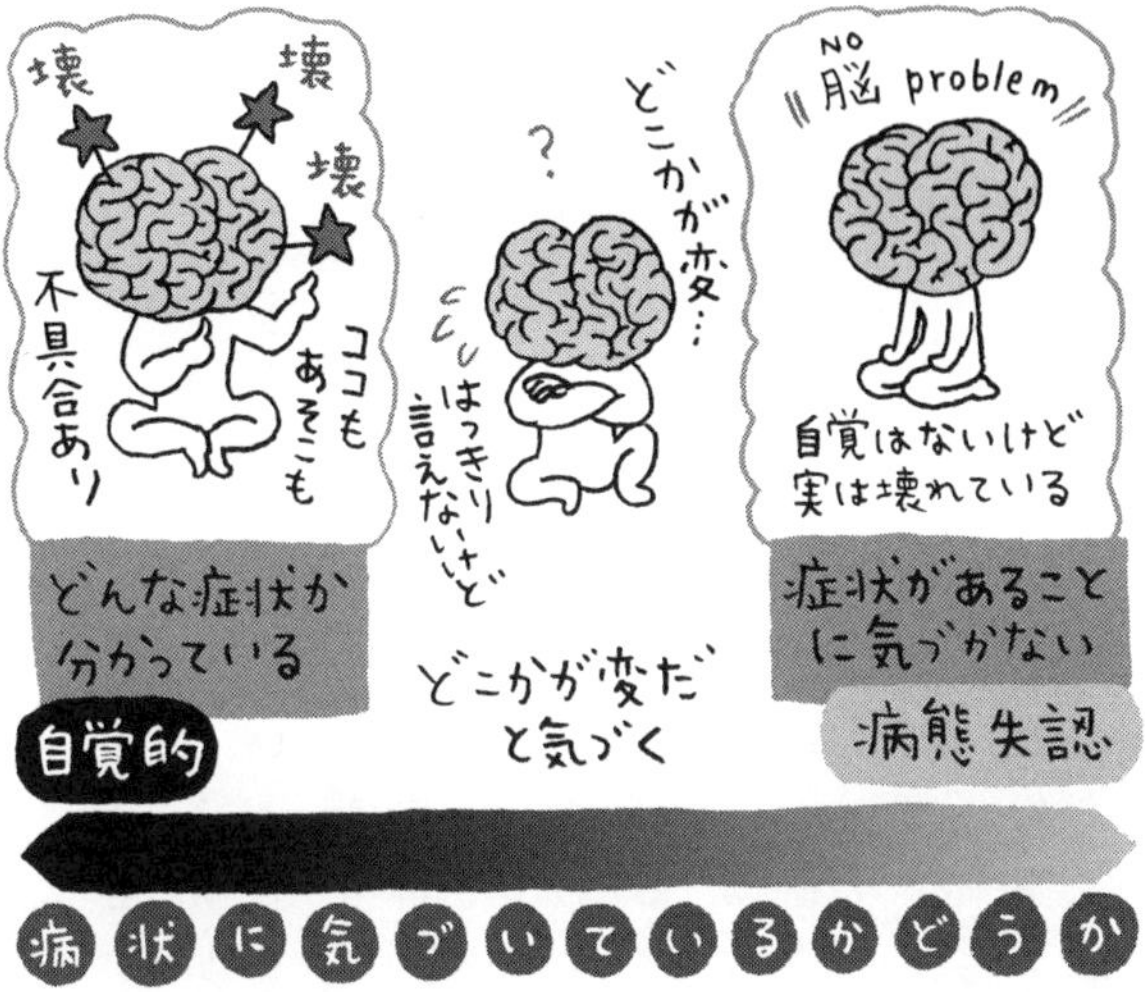

が出やすい脳の損傷部位とあまり関連しない部位とがあるので、脳のどこが壊れたかにも影響されるのです。

全体として見ると、私はここがこういうふうに悪いと自分で正確に言える高次脳機能障害の当事者さんはほとんどいません。大介さんも、色々やっているうちに、この状況だとこういうことが起こると分かってきて、じゃあ、それは何なんだとお考えになったのではないですか？

大介　なるほど、たしかに、脳梗塞《のうこうそく》を起こした瞬間に病識発生ではないですね。発症の気づきは、まず朝起きたら呂律《ろれつ》が回らないことから始まりました。その数日前から指に麻痺《まひ》があって整形外科にかかりながらも、最悪の場合は脳のトラブルだなとは思っていたので、この時点で脳出血か脳梗塞かだとは思いました。それから病院に向かう車の中で、どんどん妻の言う言葉の意味が理解できなくなっていき、言いたいことが言葉としてなかなか出てこなくて、頭の中で考えがまとまらずに混乱することなどに気づき、病院に着いて検査を受ける間にかけて、どんどん悪化していく感覚があったと思います。猛烈に眠くて意識を保っているのも精一杯の中、自分の身体が自分の魂と分離されてしまっているような異世界感があって、それが、どんどん強くなっていきました。

そんなものすごい混乱状態ですからね。その当日のうちに、入院病棟で個室トイレに他人が入っていることに気づかずに入ってしまったり、身体の左側にあるトイレの洗浄機能の操作パネルのどこをどう押せばいいのかがわからなくて妻に助けを求めたりといったエピソードがありました。その時点でそれが脳梗塞の後遺症によるものだということには直結しませんでしたよね。

入院翌日になって半側空間無視《はんそくくうかんむし》と構成失行と色々そういうものがありますって主治医から直接告知があって、なるほどこれが後遺症なんだと気づきましたが、そのあと50日間続いた病棟生活の中で、僕自身が後遺症の本態と思っていたのは主に注意障害や情緒のコントロールの難しさ、言葉のプロソディや表情のコントロールができないことくらい。

それが退院して日常生活に戻ったら、もう壊滅的に当たり前のタスクがこなせなくなっていて、遂行機能障害や記憶の問題が「できないこと」にどうつながっていくかに気づいた感じです。信じられない失敗をするたびに、それは何の障害のせいなのかを考えて対策を試みる、失敗しては理解と施策……そんなことを繰り返す中、できないことの洗い出しに1年。最終的に障害の知識と、その障害が自身の具体的な不自由にどう紐《ひも》づいているかが整理できるまでに、受傷から2年ぐらいは要した感じです。

僕はこんなでしたが、まず思うのは、僕自身は初期にかかった医療でこの「できないこと」を見過ごされてしまって、具体的な支援を受けられませんでした。でもこれは、病識があるがゆえに自分で何とかしようとしてしまったことも一因に感じるんです。もしもこれが、病態失認が強くて、第三者から見て信じられないような失敗をたくさんやってしまう状況だったらどうだったろう？

そう考えると、病態失認がひどくてまったく分からないっていう人のほうが支援につながりやすいのかも、とも思って、少し混乱します。実際のところはどうなんでしょう。

きょう子先生　病識があって、しかも病前能力の高い方の場合は、色々と自分で工夫するために、表面的にはできているように見えて支援につながりにくいことはあると思います。一方で、周りから見てすぐ分かる障害について病態失認がある場合には、高次脳機能障害があると認識されやすい。たとえば、完全に片方の手足が麻痺していても、「動かない所はない」と言う方がいます。麻痺に対する病態失認ですね。「少し動きにくいけれど大丈夫」と、歩き出そうとして転ぶ人もいますし、様々な段階があります。病態失認があると、本人としては悪いところがないのになぜリハビリをしなくてはいけないのかということになるので、リハビリがなかなかうまく進まないことが多いですね。

大介　なんと。それは、ちょっと想定外ですね。転倒しても気づかないんですか、それで麻痺しているって分からない？

きょう子先生　転倒したということは分かりますが、どうして転倒したかは分からないのです。病態失認がもっとはっきりする例としては、脳の病気で完全に目が見えなくなっても、「いえ、見えています」と言う人もいます。それで歩き出して、周囲のものにぶつかってしまったりするわけです。

「障害」って、どんな状態？——患者の立場と医療者の立場

大介　なるほどです。僕の中に病態失認って「見えやすい高次脳機能障害」じゃないかという思いがあったのは、そうではない「見えにくい」高次脳機能障害を見過ごされている人のほうが支援につながらなくて、よりつらい立場になりがちなんじゃないかなという気持ちもあったからなんです。かといっていま伺ったほどのレベルで病識がなければその後の人生を戦略的に生きていくことも相当に困難ですよね。リハビリや代償手段の糸口を摑《つか》むことすら困難なわけで、どちらが楽かとか考えることそのものが、本当に無意味だと気づきました。

きょう子先生　目が見えていないのに見えると言うとか、麻痺があるのにないと言うとかは、話を聞けばすぐにおかしいと気づくので、他者からは「見えやすい（気づきやすい）」と言えます。ただ、記憶が悪いとか言葉がうまく話せないというような高次脳機能障害は、それほど重度でなければ他者から見て気づきにくいと同時に、本人もその状態に気づいていないということがあるのです。

大介　ああ、他者から見ても分からない。自分自身でも分かりづらいケースの障害。

きょう子先生　その場合は、他人から見たら分からないという意味では他の高次脳機能障害と同じです。診察すれば分かりますが、ちょっと接しただけの人は分からない。

大介　あ、でもここで診察では分かるというのは、きょう子先生だからというのもあると思

います よ。僕の感覚的には、診察で障害が見逃されてしまうケースは相当数あります。読者の手紙など見る限り、軽度なら軽度な当事者ほど、苦しいですとか不自由なんですって言っても、「それは障害じゃないです」って先生方に言われてしまうケースがあまりにも多い。きょう子先生のスタンスと全然逆のところにいる先生たちの対応に、当事者がすごく苦しんでいることは知っておいていただきたいです。

きょう子先生　当事者の感じ方とかなりずれているということですね。医師が障害じゃないと言う場合は、一般的な基準で見て異常とは判断できないという意味の場合もあると思います。

身体の状態で言うと分かりやすいでしょうか。例えば、陸上の選手ですごい記録を持っていた人が、怪我か何かで以前のように速く走れなくなったと訴えたとしても、まあ普通に走れるんだからいいのでは、と返すような状況。

大介　なるほど。病前能力との比較ではなく、一般と比較して、という話ですね。

きょう子先生　障害じゃないというのは、以前の状態には戻っていなくても、普通の日常生活に支障はないでしょうという意味で言われたのかもしれませんね。

大介　STさんに「鈴木さん、ものすごく上手に話せてますよ」って返された事案も、それ

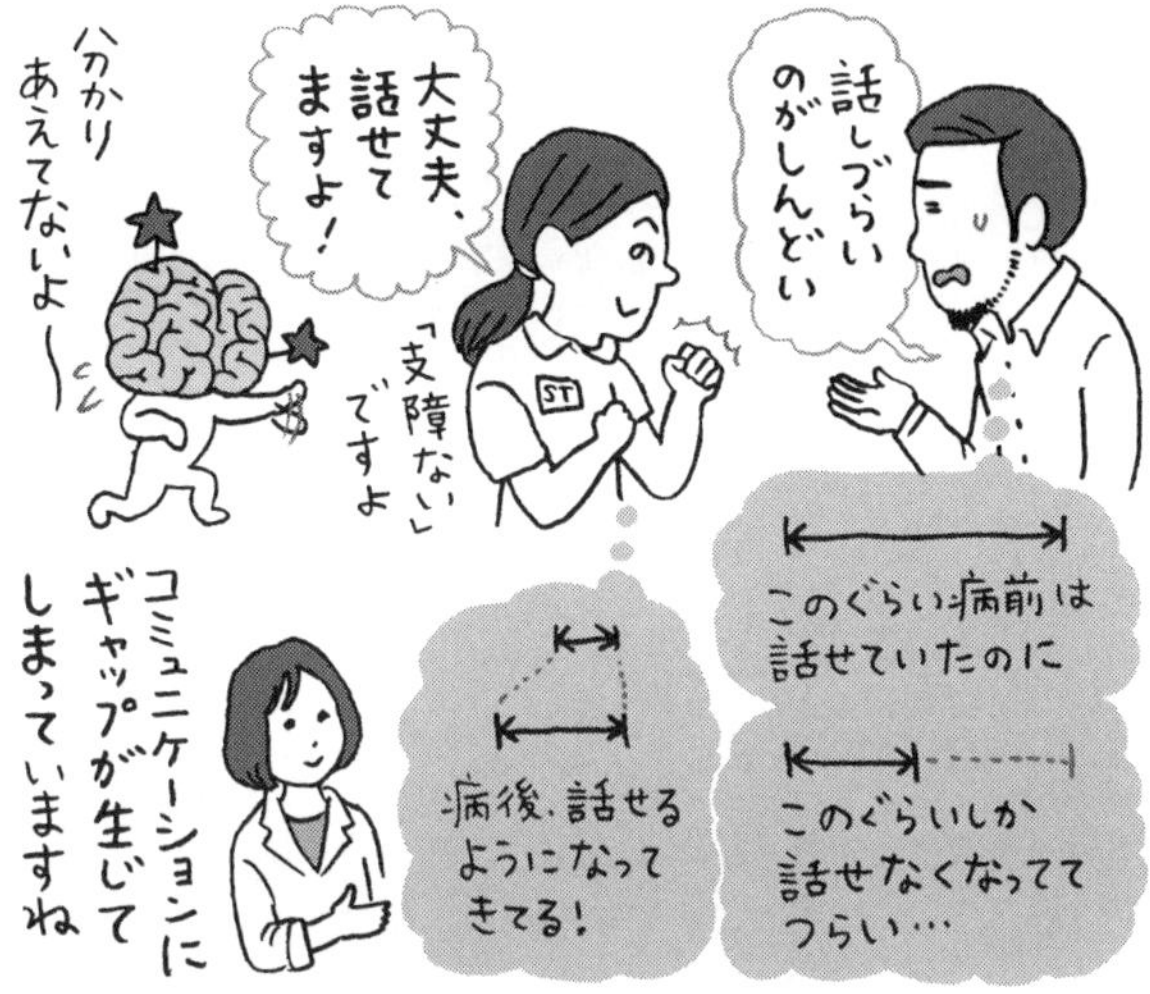
話しづらいのがしんどい
大丈夫、話せてますよ！
「支障ない」ですよ
分かりあえてないよ〜
このぐらい病前は話せていたのに
このぐらいしか話せなくなっててつらい…
病後、話せるようになってきてる！
コミュニケーションにギャップが生じてしまっていますね

なのか……。

きょう子先生　おそらくその医療スタッフは日常会話では全く問題ないレベルに戻ってますよという意味で言ったのではないでしょうか。大介さんにとっては、以前のようにまとまった話ができないとか、講演ができないというのはすごく不自由だったわけで、そこに大きなギャップがあったのですね。

　そのような場合の声がけは、医療者にとってはとても難しいと思います。まずは、その方の病前能力をかなりよく知らないと、実際にどの程度できなくなっているのか判断できない。そうすると、一般的な能力としては、という判断になってしまう。さらに、患者さんによっては、それほどひどい障害ではないですよという言葉を待っている方もいる。そう言われると少し安心して前に進もうという気になれるのです。他方、自分のお困りごとをしっかり理解してほしい、それで苦しんでいる状態を分かってほしいと言う方も大勢いらっしゃるということですね。症状をご本人がどう捉えて、どう感じているかを知るには、お話をじっくり聞くしかないですが、残念ながら、医療の現場でそこまではなかなかできていないのが現実だと思います。難しい問題ですね。

大介　それにしてもひどくないですか。その時の僕は、話しづらさに心身の苦しさを伴って感じていたんです。病前と同じように言葉をコントロールできないことが、耐え難いくらいに「苦しい」、「つらい」って訴えたのに、「日常会話はできるレベルです」と突っぱねるのは、やっぱりなしですよ。実際、それで「大丈夫ですよ」って退院してしまった。自営業だから何とか頑張れたけれど、お勤めだったら間違いなく失職していた。そして何より、対人の会話を主体とする取材記者という仕事は、廃業に至っています。

そのレベルの不自由の訴えに対して「上手に話せてます」と言うのは、その人の苦しさに対する全否定ですよね。ここで怒ってもしょうがないんですが、僕はその言葉を存在否定にすら感じて、その後その方には半分心を閉ざしてしまいました。本人にとっては、病前通りにできないっていうことが不自由そのもの。それがそのまま障害ではないですか、と思うのですが……。

「できる」の基準を変える

きょう子先生　たしかに病前通りにできないことは不自由で、障害と感じるのはその通りです。では、その障害に立ち向かうときに、病前通りにできるようになることをゴールにするのか、ということは少し立ち止まって考えてみる必要があります。その時点での高次脳機能障害によるお困りごとをしっかり検討して、その原因や障害の程度を把握したうえで、どんなゴールにするのか、そこまでどのようにたどり着くのかを考えていく。

大介　たしかに、病前とまったく同じような自分には戻らないですし、そこを闇雲《やみくも》に目指すのもあまり戦略的じゃないというのは、今なら分かります。けれど、まず「戻らない」ことを受け入れて、さらにその方向修正をしていくって、本当に年単位の長い時間が必要なようにも思います。

僕自身、仕事の内容以前に、一日の仕事の量、継続時間という基本的な部分だけでも、受傷から5年以上たって、まだ調整を続けている感じなんですよ。

まず病気になる前の自分には追い込み癖《ぐせ》があって、時間とか体力とか関係なく、「納得いくまで働く」というのが、仕事の基本スタイルでした。それこそ一昼夜寝ないで働いたり、食事も台所で立って食べるみたいなスタイルで働く自分に、ある意味自己満足していた。もちろんそうなってしまった理由には、自分が他人の三倍ぐらい努力しないと人並みの成果が出せない人間だという劣等感がベースにあったりしたんですが、それで41歳で脳梗塞ですからね。

ということで、病後は再発したくないから、まずは1日8時間、きちんと休みを入れつつ人並みの時間働いて、それでも人並みに稼げるところを目指そうと思ったのです。けれど、前にも話しましたが、だんだん機能が回復してきてもう少し働けるようになってくると、今度は働かないのを我慢するのが僕にとってはストレスなんですよね。それで一転して、働きたいという気持ちを我慢しないことにしました。すると、再び日によっては10時間机に向かうといったことも……。

ところが！　実は病後の僕がこんな長時間働いていられたのって、単に集中力が落ちていたからなんです。4年以上経って集中力が上がってぎゅっと仕事の内容が濃くなり、いくつかの仕事を並行して進めるようにもなってくると、今度は半日6時間ぐらいでもう頭が回らなくなるという状態に陥ってしまいました。

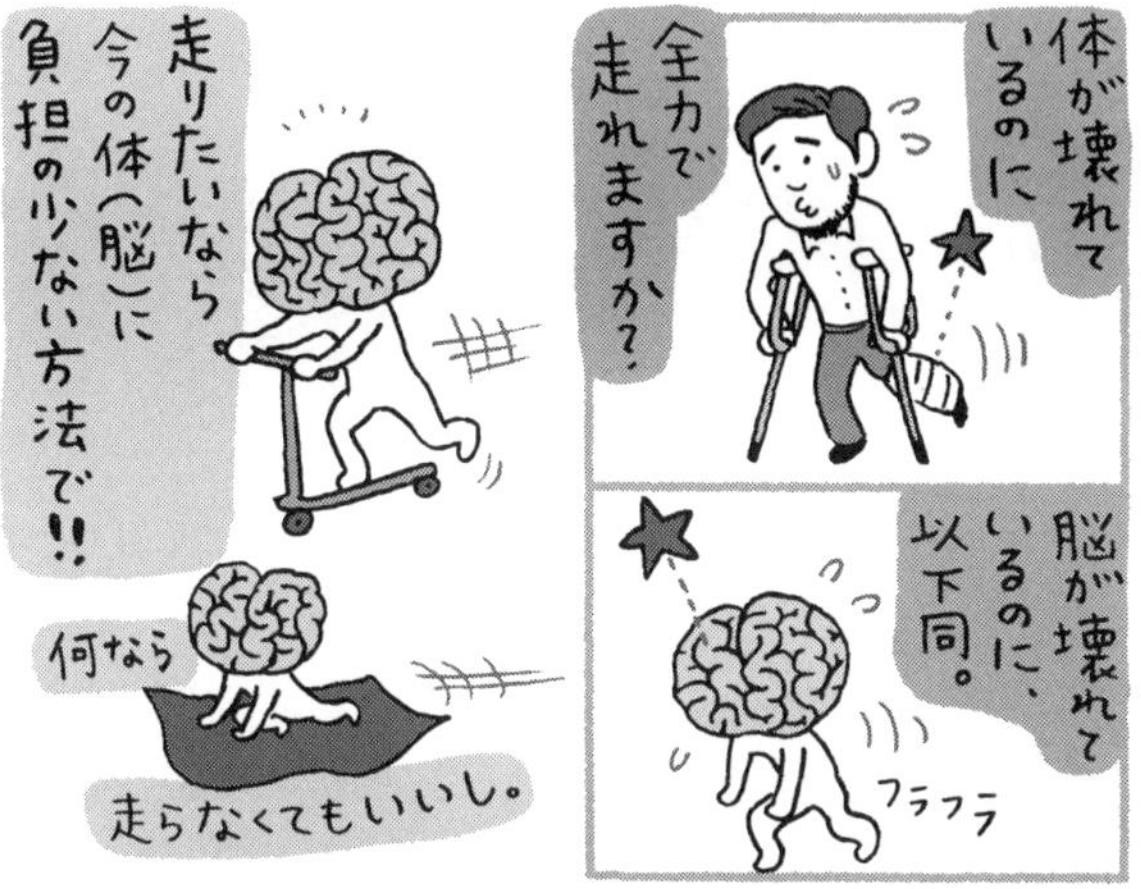
体が壊れているのに
全力で走れますか??
脳が壊れているのに、以下同。
フラフラ
走りたいなら今の体(脳)に負担の少ない方法で!!
何なら
走らなくてもいいし。

有限のエネルギーは必要なタスクのために残す!

これは正直、参りますよね。文字を書く精度とか論考のレベルは上がっているかもしれないけれど、退院直後よりも持続時間としては短くなってしまったわけで、病前の感覚からすれば「6時間で何ができるの？」って感じです。

ともあれ凹《へこ》んでばかりもいられないので、その後は仕事をする環境を脳が疲れにくいように整えたり、並行してやれる仕事とそうでない仕事の切り分けをしたりする中で、一日の中で脳のエネルギーを使い果たすまでの持続時間は8時間に戻ったり10時間に増えたり5時間に減っちゃったりと、まだ右往左往を続けている感じなんです。

思えば病前は、「できる」仕事量と「自分

ができると思っている」あるいは「やりたいと思っている」仕事量に、あまりギャップがなかったんですね。いまは機能の回復とタスクのコントロールの中で、そのギャップが常に変動していて、それこそ天気とか仕事の内容によってもできる仕事の量や時間が大幅に変動してしまうんです。

その中で、ようやく半月とか1カ月スパンでなら「できる量」がだんだん正確に読めるようになってきた感じでしょうか。5年経ってようやくここです。

きょう子先生　たしかに自分が「できる量」を読めるのも高次脳機能ですね。仕事ができるというときの「できる」が、病前と今とでは少し違うのではないですか。以前だったらそんなに頑張らなくても「できる」だったけれど、今は様々な工夫をして、頑張って頑張って「できる」だと思うのです。「できる」の中身が質的に異なっている。

回復するにつれ、目一杯頑張れば脳の回転数を上げて仕事ができるようになってきた代わりに、高回転で脳を働かせられる時間は短くなってしまう。頑張っている分、病前に比べると脳のエネルギーを使い果たすまでの時間が短くなってしまうということかもしれませんね。

大介　それは確実にありますね。まずおっしゃる通り、同じ作業をしても、病前と使うエネルギーの量、疲れが全然違います。また、似たような仕事であっても内容によって疲れの量が全然違うことにも、戸惑っています。

例えば同じ会議をするのでも、相手の話を聞いてそれを反映したうえで自分が提案をするような会議では、1時間もすれば呂律が回らず指も震えて相手の話もそれ以上入らなくなってしまいますが、淡々と僕の言いたいことだけを相手にヒアリングされるような会議は、何時間も継続できる。同じ5000文字の原稿でも、内容によってかかる時間も疲れも別物すぎるんです。まさに質的な差がすごく影響しています。

こんな状況ですから、いま「できる量が読めるようになった」といっても、それは一番疲れるケースに合わせたマージンのある読みで、病前のようにきっちりやり切れる量を詰め込むという精度には至っていません。

自営業としてはこれ、収入的にかなり大きな課題で、記憶の問題と同じぐらい残っている困りごとかもしれません。

「大丈夫」の意味

大介　自分で自分の「できない」を理解したり調整していくことは、当事者としてその後を生き抜くためにとても戦略的だと思うのですが、一方でそこには大きな壁になるものがありますよね。僕らは中途障害ですから、以前当たり前にやれたことができなくなっていることについて、何となく分かっても、どうしても認めたくないという気持ちが働きます。

きょう子先生　病態「否認」ですね。

大介　それです。病態の否認がある人って、本人も代償手段や対策が取れなくて不自由が解決しなかったりするし、何よりご家族ものすごく苦しむのではないかと想像します。その後の人生に、とても不利ですよね。否認がある当事者に、どうやって否認を解いてもらえばいいんでしょうか。

きょう子先生　先ほど話に出たように、脳の損傷によって病態認知が落ちてしまう場合と、それとは別に、自分の状態を認めたくないという心理的な要因で否認していることがあります。自分はこんなんじゃないとか、障害のある自分を認めたくないというのがあって、薄々は「おかしい」と気づいているけれど、否認する。

大介　なるほど。となると、高次脳機能障害の心理的特性としての否認もあるのかな。

きょう子先生　あると思います。片麻痺があっても「ありません」と言い切ってしまうような病態失認の場合は、ある程度時間が経《た》つと、だんだん気づいてくることが多いです。病態失認に、薄々わかっていても認めたくないという心理的要因が交じっていることもあります。

このような状態は、麻痺だけでなく、他の種々の高次脳機能障害に関しても見られます。
病態失認はあくまでも脳損傷によって起こってくる症状で、意図的に認めたくないのではなく、実際に気づかないのです。あとは、動かないですよねと言われても、ふーん、そうかもしれないけど大したことではないよねと軽く考えてしまうこともある。
そう考えると障害への気づきには色々な段階がありますね。時間とともに病態認知が少しずつ良くなって、ある程度気づくようになると、今度はそれを認めたくないという意志が入ることもあります。そういうものが混じってくると、「大丈夫」とか、「以前と変わらないんだからほうっといてくれ」とか言ったりする。

大介　なるほど、脳の機能的に認められなくなっていることと、心理的に認めたくないことが、複雑に入り交じっているわけですね。思えば僕自身は感情が脱抑制的になった結果、不自由さを分かってもらえないことに対するいらだちや怒りに大きく感情が暴発しましたが、逆にできなくなったと思われたくない、やれないことを指摘されたくないといった側に同じ振れ幅で感情が乱れたら、すごく大きな病態否認になったと思います。特性としての否認って、そういうこともあるかもしれませんね。

きょう子先生　たしかに自分の症状についてある程度気づいている場合は、症状をうまく受容できないと、症状による不自由さを分かってもらえないことでいらだったり、逆にそれを否認して無いことにしようとしたり、どちらの反応も出る可能性がありますね。一方で、脳損傷のために病態失認がある場合は、「大丈夫」とか、「困っていることはありません」とか言ってしまう。それを真に受けて周りがまったく対応しないと、色々と困ることが出てくるわけです。

本人が大丈夫と言っても、こんな場面ではこんな症状が出やすいから、こうしたほうがいいと具体的なアドバイスをしてあげないと、うまくいかないことはたくさんあります。どう困っているのか、ご本人の話をじっくり聞くのはとても大事。だからといって、本人が大丈夫と言ったから、ほうっておいていいわけでは決してないのですね。

大介　ああ、そういえば僕も「大丈夫」ってたくさん言いましたよ。ただし、僕の言った「大丈夫」を翻訳《ほんやく》すると、大丈夫じゃないけど、大丈夫じゃないことを頑張って説明しても分かってくれないあなたには「説明する意味がない」だったんです。だって、話すことが難しいからって日々困ってることについてリストに書いて提出しているのに、読みもせずに「最近どうですか」って言うような先生には、もう大丈夫ですとしか言いようがないです。当時はそれで黙るしかなかったです。

きょう子先生　それは大介さんがご自分の症状をかなり分かってからの「大丈夫」ですね。全然自分の症状が分かっていない段階で、「大丈夫です」と言う方もいるのです。患者さんご本人が言う「大丈夫です」の中身が、人によってかなり違うということですね。

大介　本当にそうです。大丈夫って言ってる当事者の背景を深読みしてもらえたら嬉《うれ》しいですよね。

　ごめんなさい。お話ししながら考えていたら、僕のなかにも否認があったことに気づきました。話しづらいとか人の言葉が聞き取れなくて混乱するといった「大丈夫じゃない」については積極的にSOSを出して、上手に受け取ってもらえなかった僕ですが、他のお困りごと、つまり右方向の凝視とか左無視の回復については、自分の中で都合よく「大丈夫」側に解釈していたと思います。

　回復期の病院が西病棟と東病棟に分かれていて、行き来するには一般道を横断する必要があったのですが、左無視がひどかったときは、そこを渡れなかったんです。それで、自分の中での基準として、この道が渡れるようになったら退院しても大丈夫って勝手に決めていたんですね。でも、いざその道を渡れるようになった段階で「もう大丈夫なので退院したいです」と主治医に言って退院したものの、病院から外に出た道は全然渡れませんでしたし、そのほかの生活も壊滅的な失敗を毎日することになるわけです。
あれは今思うと、早く退院して不自由な病棟を抜け出したい、早く仕事に戻らないとヤバいっていう気持ちの中、自分でもまだ強い違和感の残っていた左無視について、否認の心理が働いた時期だったんだと思います。

きょう子先生　そうだったのですか。病態認知や否認はすべての症状に同じように出るわけではなくて、症状ごとに違うことがあります。大介さんの場合は、談話など自分の仕事に深く関わることについては病態をとてもよく認知していて、逆に半側空間無視については分かっていても重視していなかったとも考えられますね。

病気を認めるかどうか、リハビリがうまくいくかどうか

――病態失認について、「大丈夫です」と患者さんが言うとき、まとめると、3つのパターンに分けられますね。1つ目が、そもそも自分がどういう症状を持っているのかが分からなくて、病気の認識がありませんという状態。2つ目は、病態に関しては認識しているけれど、大したことないという価値判断をしていて、「大丈夫」と言う状態。3つ目が、こういう状態だ、と他人に伝えたけれどもうまく受け取ってもらえなくて、コミュニケーションす

る意味がないという意思表示として「大丈夫」と返す場合。大介さんは3つ目だとお見受けしました。

思ったのは、2つ目の場合だと、自分自身の症状に対して重要視しないということなので、そういう状態が長く続くと、リハビリテーションに悪影響が出てきたりはしませんか？

きょう子先生　たしかに、症状に気づいていても大丈夫と判断してしまう場合もリハビリテーションには乗りにくいところはありますね。

――そういう「乗りにくさ」は、すぐなくなるのですか。

きょう子先生　最初からその状態の方もいますし、病気をまったく認識しないもっと重い状態からだんだん回復してそこまでくる人もいます。その後の症状の捉え方の回復も個人差が大きいので、リハビリテーションへの乗りにくさがすぐになくなるとは限りません。

――そうなんですね。あと思ったのは、大介さんのように3つ目の状態で、自分で色々話をしても、お医者さんが聞いてくださらないという場合、これはそもそも大したことはないのか、と患者さん側が判断して、価値評価を下げたりするようなことにはなりませんか。それによって自分自身の病態に関する認識の価値づけを変更して、低く評価するようになってしまうのでは、という気がしますが。

大介　いや、絶対あります。それは本当に残酷なことなので、大事に考えてほしいです。

きょう子先生　価値付けが変更させられる面があるのですね。一方で、大丈夫ですよとひとこと言ってほしくて病院へ来る方もいるのです。安心を得たいというか。自分はこんなことが気になっているのだけれど、医療者に大丈夫ですよって言ってもらえれば、少しは自信を持って暮らしていけそうという方もいるので、そこは難しいです。

気をつけているのは、こんな障害、あんな障害がありますというのをすべてお伝えするのはいいのですが、それで自信を失わせないようにすることです。これはできないけれども、こういうことはできますねというのを同時に伝えてあげるようにしています。世の中には、障害を知りたい人だけではなくて、知りたくない人も大勢いますので。

大介　なるほど……。できないことよりできることを探して伝えてほしいのはどんな人でも同じだとは思いますが、障害を知りたくない人、自信を失う人もいる。そこは僕自身、かなり見えていない当事者像です。

きょう子先生　病態否認ではなくて、病前に比べて何か違和感はあるんだけれどよく分からないという状態の方もいます。そこで、日常的に支障がないのであれば、大丈夫ですよと言われたら、まあ、そんなものかなとあまり不安にならずに過ごせる。ですから、患者さんの表情やたたずまい、自分の症状をどう言葉で表現しているかなどを総合的に考えて、どこまで伝えるか、どのように伝えるかを考えるということになります。

大介　たしかに、高次脳機能障害だからってひとくくりにしてはならないですね。例えば当事者になっても戦略的に立ち回って生き抜いていかなければならない40代、50代のような世代と、機能が回復するのが先か、平均寿命を迎えるのが先かといった世代とでは、必要とされる声掛けも大きく異なりますしね。

きょう子先生　もう既に引退していて日常生活を安泰に暮らせればそれでいいという方に、日常生活には大きな影響のない細かい障害をいちいち指摘してがっかりさせる必要はないこともあると思います。高次脳機能障害との向き合い方が一番問題になるのは、大介さんとか、前掲の漫画『日々コウジ中』の方とかのような現役世代ですよね。

神経心理学的検査の意味

大介　現役世代で病態否認のある人に対しては、前に出た、小さな失敗を重ねるっていう経験が、初期は効いたりするのでしょうか。

きょう子先生　自分の不自由を意識的に否認している場合は難しいかもしれません。そうではなくて、なんとなく変だなと思っていても、どこがおかしいのかつかめていない状態の場合は、小さな失敗の経験が役立ちます。言葉で伝えるだけでは効果がないことが多いので、体感することが大事です。実際にやってみて、これは苦手だぞというのを感じないと、すとんと腑《ふ》に落《お》ちない。

例えば、あなたは左の半側空間無視です、あなたは失語ですと言葉で言われても、分からない。症状の名前としては覚えられるかもしれないけれど、実際にどういうことが起こるのか、どういう不具合なのかは分からない。色々やってみて、こんなことがだめなんだとか、ここで失敗するんだというのを体験していくことによって、自分の障害が分かっていく。そうすると、これは避けようとか、この状況はなるべくこうしたほうがうまくいくとか、ご本人も周りの人も徐々に対応できるようになっていくのですね。

大介　分かります。本当にそうだと思う。単に注意障害とか作業記憶の低さとかにしても、日常生活でどんな失敗をするか、「総当たり戦」をしていく中で気づいていったというのが、僕自身の感覚です。本当に、実際やってみて、失敗するまで分からない。

となると、僕が病棟で受け続けた神経心理学的な検査って、何だったんだろうと思わなくもないんですが……。

きょう子先生　ああ、たしかにそう思われるかもしれません。神経心理学的検査はすべてパスしたのにどうして、ということですよね。

一つには、神経心理学的検査は実生活に比べるととても画一的で単純だということが関係していますす。ですから、大介さんのように色々な戦略を立てられる方にとっては解決しやすい問題なのです。実生活はその場その場で様々な条件が加わって変化しますし、ワンパターンでは解けない。

もう一つは、高次脳機能障害には神経心理学的検査で比較的つかまえやすい症状とそうでない症状があるということです。記憶や言語そのものについては、難易度の異なる検査が揃《そろ》っていて、多面的に検討することができます。それに対して、遂行機能障害や談話障害など少し複雑な機能の障害を、診察室という限られた環境での検査で見つけるのは簡単ではないですね。

大介　たしかに、僕自身が病棟内で受けた検査は、ほとんどすべて高得点でした。なのに、家に帰ったときのあの落差。あれは検査を出す側の課題の提供の仕方がよくなかったのか、それとも課題そのものが悪いのか……。

きょう子先生　検査をするときには、「検査の感度・特異度」と状況設定について考えなくてはいけないですね。感度は異常を見逃さない割合、特異度は異常なしを異常ありとしない割合です。感度が高くて、特異度が低い検査ですと、異常は見逃しにくいですが、異常でないものも拾ってしまう可能性があります。一方、感度が低く特異度が高い検査は、異常が出ればほぼ確実ですが、見逃しも多い。もちろん感度・特異度ともに高い検査が良いわけですが、そのような検査はなかなかありません。

実際は、診察で大体このような高次脳機能障害がありそうだというのが分かった上で、その程度を数値として記録しておくために検査を実施することが多いです。ですから、それぞれの患者さんに合わせて検査を選ぶことになります。例えば、左半側空間無視がありそうだと思ったら、それに関連する検査をいくつかやるわけです。その場合でもすべての検査で異常が出るわけではありませんし、その方の注意機能や疲労度などの状況にも依存します。

左への注意を意識しない状態、例えば複雑な絵を模写するような課題では、右から模写を始めて左端を見落としたりします。日常生活でも、前に見せてくださった写真で机の左側には何も置いていなかったように、仕事に熱中しているような状況では左への不注意が出やすいのだと思います。

一方で、この検査に集中して、これだけやればいいという状況になると、特に大介さんのようにもともとの能力が高い人は、自分で戦略を立てて、意識して注意を左に向けて乗り切ってしまうので、点数としては異常が出ません。

大介 それ、ありました（笑）。テストとか競技とか、そういうのが好きな人間は向いていないですね。もう全神経集中して、いい得点を取ろうとしちゃうんで。あと、たしかに似た課題を出されていくうちに傾向が読めてきますよね。

きょう子先生 そうなんです。こちらとしても手を変え品を変え、左への注意を意識させないような課題を工夫して観察します。そうすると、お困りごとが見えてくるのですね。

復帰後のフォローアップ――理想と現実

大介 あと僕が苦労したのは、急性期から回復期へと病院が替わったときに、担当の先生同士で引き継ぎがまったくできていなかったことです。

きょう子先生 紹介状で、前の病院での症状、リハビリの実施状況とかは引き継がれているはずですが、細かい点はなかなか紙面では伝えられなかったのでしょうか。

大介 いわゆるリハビリの目標設定とか評価の結果なんかは共有できていましたが、口頭でやり取りした病前の仕事とか家庭環境とか、苦しく感じていることなどについては、まったく共有されていなくて、ゼロから説明し直すことになったんです。これは本当に、勘弁してほしかったです。高次脳機能障害の当事者にとって、新しく知り合った人と人間関係を構築するのが難しいというのは、確実に共通する特性だと思うんですよ。担当が替わるって、何か親に捨てられたぐらい、すごく途方に暮れることなんです。そこをまったく配慮されていないのは、ほとほと困りました。

きょう子先生　引き継ぎの問題はあるかもしれません。書面で分からない場合は、直接電話などで詳細を確認する場合もありますね。今の日本の病院システムとして、急性期病院と回復期を担う病院は、スタッフの人数や入院できる日数が違います。状態が落ち着いたら、いつまでも急性期病院にはいられませんし、リハビリテーションも原則として半年までと決まっています。そういう縛りがあるので、その流れに乗って医療していくしかない状況です。

ただし、高次脳機能障害はわずかずつであっても長い期間をかけて良くなっていく部分があるので、症状の改善が期待できる場合はリハビリテーションの継続が認められています。実際は半年ほどで卒業となる方が多いと思いますが。

大介　僕も半年で通院リハビリを卒業しました。でも手指の技巧性以外のリハビリ自体は、続けていてもあまり意味があったようには思えませんでした。

きょう子先生　たしかに、病院のリハビリ室の中でできることは限られています。病院でのリハビリの目標自体が、日常生活を送れるような状態になって家に帰りましょうということも多いです。

大介　病棟でのリハビリはたしかにそんな感じ。でも、身体機能的に日常生活ＯＫでも、高次な脳機能的に日常生活ＯＫじゃないことは、大いにありえますよね。僕自身も、日常生活や何年もやり続けてきた手慣れた仕事が脳にとってこんなに困難なタスクに満ちているとは気づかなかったし。

無理を承知で本音を言えば、退院後の通院リハでお世話になった先生方には、一度家庭生活や仕事をする現場に顔を出してもらって、どれだけそれが失敗に満ちているのかを見てほしかったですよ。それが無理なら、やはり日常生活や仕事に戻るときにあまりにも大きな失敗や躓《つまず》きがないように、失敗の予告と心構え作りを手助けしてほしかった。

あと大前提として、６カ月じゃ全然足りないですよね。軽度な当事者の僕ですら6カ月なんて、やっと混乱から抜け出して自分ができないことが見え始めるぐらいでしたし、その後に気づく障害のほうが逆に多かったぐらいです。

きょう子先生　生活が広がることによって改めて障害に気づくことは多いです。やることが複雑化して、生活圏がどんどん広がっていくと、元々あったけれど気づいていなかった障害に気づく。

大介　それです。やれることが増える、やることが増えるたびに、新たに特性が障害化するシーンが増える。あと、病前未経験の新しいタスクに挑戦したり、環境が大きく変わったりすると、そういうタイミングでごそっと不自由が増えます。

であれば、せめてその6カ月の間に、のちのち世界が広がると障害化することも増えるということと、その都度の対応を教えておいてほしかったのだけど……。

きょう子先生　私の所属する病院には、高次脳機能障害の専門外来があるので退院した後も生活が落ち着くまでは来てもらうようにしています。医療機関と完全に切れずに、定期的に来てもらえば、退院後どういう不自由があるかを聞いて、じゃあこうしてみようとか、この施設や制度が使えるという話もできますので。

大介　外来で予約を取ってもらって？

きょう子先生　そうです。大体半年か1年に1度来てもらう感じです。職場でも何の問題もありませんという状態になったら、卒業になります。

大介　すばらしい。希望を言うなら、それを全国の普遍的なサービスにしてほしいし、最低でも3年か4年は定期的に診てあげてほしいです。くりかえしますが、僕の聞くほかの軽度な高次脳機能障害の当事者の話って、6カ月で通院リハが終わって、1年ぐらいは何とか仕事にしがみつくけれどどうしてもトラブルが多くて失職。その後二次障害でうつ病などを経験して精神科でうつに対しての対症療法を受けているだけといったものが典型的なケースです。この段階でようやく障害者手帳を取得するに至ったりしますが、もうすでに心身共にボロボロですよ。

きょう子先生　大介さんの今の通院先は脳外科などで、薬による治療が中心でしょうか。

大介　そうです。今の主治医は、僕の本を読んでくださっているので、新たに気づいたお困りごとや、少し回復したことなどについては常に報告はしています。ただやっぱり、リハビリの指導ができるかといったら、できないですよね。最近になって、少し残っている構音障害（声のかすれや、疲労時に呂律《ろれつ》が回らなくなること）や吃音《きつおん》等についてオンラインリハビリを受けたりはしていますが、これも運よく縁がなければたどり着けなかった。

きょう子先生　リハビリスタッフの関わりは、外来でのリハビリテーションが終了した段階で終わることが多いですね。

大介　あまり理想ばかりお願いしてもしょうがないんですけど、こればかりは現職の方々ではなく、制度のほうに大きな問題がありますよね。高次脳機能障害は、つくづく見捨てられた障害だなと思っています。

目標をどこに設定するか

きょう子先生　リハビリテーションや、その後の生活において、目標をどこに設定するかは難しい問題です。高次脳機能障害の方自身が回復の過程で何を求めているのかは、お一人お一人違うもののように感じます。

――　回復を目指すとき、目標をどの辺りに設定するのかについてお伺いします。患者さんが自分で決めていくものなのか、あるいはお医者さんのほうである程度道すじをつけてあげるものなのか、どちらでしょうか。

きょう子先生　どちらかが決めるのではなく、双方で話し合いながら探っていく感じです。ただ、脳損傷がとても大きくて、今までやっていたお仕事に完全に戻るのは無理かなと思う方には、わりと早めに、そのことをお話しする場合はあります。特に若い方の場合はそうです。目標が全然違ってしまうと空回りすることもあるので。

進行性の病気を除くと、多くの病気やケガでは、発症早期に比べると症状が徐々に改善することが多いので、「今よりは良くなりますから一生懸命やりましょうね」という言い方はできます。でも、「元に戻りますよ」とはなかなか言えません。脳の損傷がかなりひどく、元々のお仕事が高度な技量を要する専門職の方だったりする場合は、以前の仕事に戻るという目標ではないほうが、ご本人が楽なこともあるかと思います。

大介　はじめは元通りを目指したくなりますけど、元に戻ることよりも、日々の生活で苦しくなくなることを優先したほうがいいって思えるようになることが、実は当事者にとって最も望ましいことだと思うんですよね。

僕も、もう戻らないのかなって暗くなることがありました。でも他の当事者の先輩方からこんな言葉をいただいたんです。10年後になっても良くなる、10年後になっても去年より良くなっていると体感し続けるし、10年後になったら、また別のことで困ることも出てくるって。

そのぐらいの長期戦になってくると、人生には様々なステージがあって色々な出来事が入り乱れてきて、その中で高次脳機能障害になったことによって起こるお困りごとは、確実に減ってくると。そうやって複合的に進んでいくのが人生だって話を聞いて、すごく僕は勇気が出ましたね。戻る戻らないじゃないんだな、と。

きょう子先生　そうやって、徐々に自分の状態を受け入れてきたということですね。身体の病気で考えると、例えば、足が1本切断されてしまったら、完全に元の生活に戻れるかというと、とても難しい。病気の後に生活の変化があって、その生活をどうやって送っていくかを考えなくてはいけないのは、身体の病気でも高次脳機能障害でも同じかなと思います。

大介　まあ、完全に元に戻らなくてもいいやって思えるところに着地するのが一番ですよね。

僕は病前の生活に結構無理があったたし、病後のほうが圧倒的に夫婦関係などの家庭内環境が良くなったこともあって、「元に戻らないほうがいい」って思えたので、かえって良かったのかもしれない。もちろん言葉上でそうは言っても、どこかに戻りたいっていう気持ちもあって、そのせめぎ合いではありますけどね。

きょう子先生　スポーツ選手でも、怪我をして現役の選手を続けることをあきらめて、指導者になったり、別の道に進んだりということはありますよね。

大介　そうそう。あと、僕も色んなことができなくなって、それこそ死んでしまいたいと思うような日も数え切れぬほどありました。けれど、実は元に戻って一番うれしかったのは、すごく些細《ささい》なことだったんです。それは、人の話を聞きながら相づちを打ったり、にやっとしたり、ツッコミを入れたりすること。3年近くかかりました。

生活や仕事の上ではもっと深刻なことでいっぱい困っているし、いまも困り続けていることがあるけれど、自分の回復目標に「ツッコミが入れられること」は普通設定しませんよね。なので当事者によって、何を目標にするのかについては、実は本人にも誰にも正確には定められないもののように感じなくもないです。

きょう子先生　頭の状態、身体の状態、そして環境も長期的に見ると結構変わっていくものですから、初めからかっちりした目標を決めるというのは難しいですね。それぞれの段階で、ご本人の気持ちと客観的な能力、周囲の状況を見ながら目標をすり合わせていく感じでしょうか。

――こういう状態にまでなりたいという目標やイメージを持っているほうがいいのか、あるいは、とりあえず苦しくないことが大事なので、こういうものだと割り切って、あまり意識しないほうがいいのでしょうか？　その辺りはどうですか。

大介　やはり、苦しくなくなること優先かと思います。僕、病気の前は、困っていることや不自由なことと苦しんでいることがイコールだとは思ったことがなかったんです。何かに困っていたら対策すればいいぐらいにしか考えていなくて、何かできないことを抱えることや、できないことを何とかこなそうとするプロセスに、心の苦しさとか、身体にも出てくるような苦しさがあるって、知らなかったんですね。

病前の僕は、本当に能天気な人間だったなって、今思う。心が塞《ふさ》ぐとか、もやもやするとか、なかった。何か落ち着かないことがあったら寝りゃあいいじゃんくらいに思っている、苦しみと無縁の人間だったので、そのギャップが激しかったんです。

自分のことを棚に上げますが、援助職の方に知っておいていただきたいのが、何か不自由を抱えている人が、同時に苦しさを抱えているのではないかという視点。そしてその「今、苦しい、痛い」っていうのを緩和することを第一目標にしてほしいというのが願いですね。

きょう子先生　たしかにそうですね。苦しさを取り除くのが大事なのは、身体の病気でも一緒です。癌《がん》などでも、現在は痛みを積極的に取り除くことが患者さんの生活の質だけでなく治療の上でも大切なことが分かっています。痛みがずっと続いて苦しい状態だと、そのために通常の思考もうまくいかなくなります。大介さんが言ったように、完全に取り除くことができないにしても、苦しいことをなるべく少ない状態にしてあげないと、そもそも何かをしようという気持ちが起こらないのです。

苦しさを軽減するための工夫——環境調整

た。

大介　お困りごとは、環境調整や代償手段によって確実に減りますよね。それによってその苦しさを少しずつ軽減していく。けれど一方で、僕が環境調整をほとんど見いだせなかったことが、思考の拘泥《こうでい》。嫌なことを考え出すと、それを切り替えられないっていう不自由でした。

きょう子先生　思考の拘泥に関連することとして、セットの変換の話が第1章で出ました。ひとつのことが気になるとそこから抜け出せない状態です。

大介　あれは本当につらかった。何しろ何もしていなくても脳のエネルギーがどんどん削られて疲れ果ててしまうし、きれいな景色とか気持ちいい空気みたいな「快」の情報も全部受け取れなくなってしまうし、そうした気分のときにはまともな作業や思考処理が片っ端からできなくなるし……。

妻から教わったテクニックとしては、雲や生き物を観察するとか、物をよく見る。そのことに集中すると、他のものに注意が向くということでした。妻自身がかつてメンタルを病んでいたときに学んだ、彼女なりの戦略だったようですが。

きょう子先生　ヨガや座禅のように、呼吸に集中したりするのもセット変換に役立つかもしれませんね。病的に何かに固執してしまうときに、そのような方法を使うのは難しいかもし

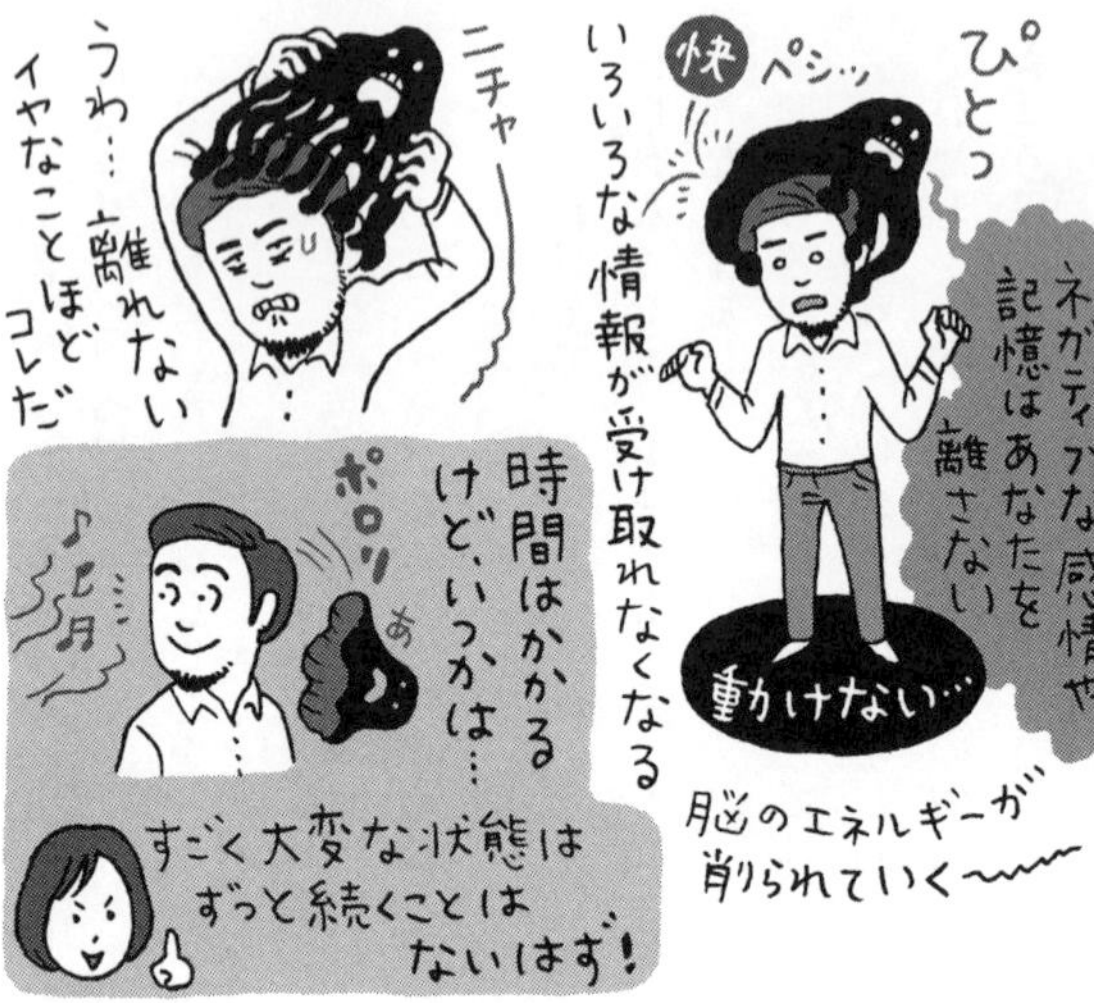
ぴとっ
快
パシッ
ネガティブな感情や記憶はあなたを離さない
動けない…
脳のエネルギーが削られていく〜
いろいろな情報が受け取れなくなる
ニチャ〜
うわ…離れない
イヤなことほどコレだ
時間はかかるけど、いつかは…
ポロリ
あ
すごく大変な状態はずっと続くことはないはず！

れませんが、固着しているものから注意を逸《そ》らす戦略のひとつにはなるかもしれません。

大介　たぶんたくさん手段があるのでしょうけれど、段階があったなあ、と思います。当初は本当に何をしようとだめなんですよ。視線の固着と一緒で、脳内の思考の注意が本当に強力なボンドでへばりつけられたみたいになって、物理的にそこから引きはがせないような感じです。耳元でずっと黒板を爪でひっかいている音を鳴らされ続けているとか、鼻の下にずっと異臭を放つ物がくっついて取れないような状況ですから、本当に人生の質を削られました……。

きょう子先生　本当にその状態が強いときには、色々試してもあまり効かないという感じはあります。ある程度回復してくると、そういう戦略が使えるようになる。時間がたって少し良くなったときに、工夫のしようが出てくるのではないでしょうか。

大介　たしかにその通りです。僕のケースでは、本当にきつかったのは1年弱ぐらいで、その後は徐々に色々な手が効くようになっていったように思います。妻の言うように空を見るとか、身体を動かすとか。一番即効性があったのは、音楽に没頭することですね。

きょう子先生　そうだったのですね。それを考えると、すごく大変な状態がずっと続くことはないと病初期に知っているだけでも、少し楽になるかもしれません。時間がたてば、少しずつは良くなる。

大介　そうですね。ずっとこのままじゃないってことをまず知りたかったというのが本音です。だとすると気になるのが、僕の場合の1年弱ぐらいの、何をやってもだめだった時期は、長いのか、短いのか。きょう子先生は多くの当事者を診て、色々な工夫がちゃんと効くようになるまでの時間的感覚について、どうお考えですか？

きょう子先生　難しい質問ですね。高次脳機能障害はとても大きな範囲を指すので、一つの病態ではないのです。

身体が不自由と言っても、足が悪い人もいれば手が悪い人もいる。感覚障害でも、目が見えない人もいれば耳が聞こえない人もいる。それと同じですので、高次脳機能障害の多くの人は、一般的には、というようにひとくくりにして答えるのは難しい。

ですから、「どのぐらいの期間で楽になってきますか」という質問には、その方自身や周囲がどういう状態かによりますとしか答えようがないのです。

大介　なるほど。たしかに僕が1年弱で済んだのは、妻をはじめとして周囲に理解者が多くて、取引先とも人間関係でそれなりにつながっていたからであって、そういう条件がなかったらもっともっと長引いていたかもしれないし、むしろ無人島でひとりで暮らしていたら、苦しさそのものを感じなかった可能性もありますしね。

きょう子先生　無人島でも、できないことはやはり同じように困ると思いますけれど、他者との関係で苦しいことはないかもしれませんね。

自分の中のパラダイムシフトをどう起こすか

大介　経済的な不安に関して一番効いたのは、税理士さんに言われたことでしたね。税務関係が苦手なので税理士さんにお願いしているのですが、その人に「鈴木さんは、短期スパンで経済を考えすぎている。人生長いんだから、長期スパンで成り立つように考えればいい。

今稼がないと来月食べられなくなるわけじゃないのに、今稼がないと来週食べられなくなる人と同じぐらいの感じで鈴木さんは悩んでいる。だから5年単位で考えます」って言われて（笑）。5年単位とか考えたこともなかったんで、すごいパラダイムシフトでしたね。それを言われて、かなり楽になりました。

稼がないと電気が止まるとか水道が止まるっていう若い頃のトラウマがあり、二度とその状態になりたくないっていう気持ちが強すぎて。でも現状を考えて、その状態がくるのはいったい何年後なのよ、と税理士さんは指摘した。そのために貯蓄してきたというアドバンテージがあるのに、貯蓄が何もない人と同じような苦しみ方をしてるって。

でもこれ、妻に同じことを言われたら多分だめですね。じゃあ君も働いてくださいよって言うだけで、パラダイムシフトにはならない（笑）。医師に言われてもだめだったと思います。

きょう子先生　ご家族が言っても聞き入れてもらえないことはしばしばありますね。医療職やその他のプロの方、第三者が入ることによって、考え方や感じ方を変えてもらえることは多いです。

今の経済的なお話と似たこととして、障害に関しても長期スパンで考えるのは大切ですね。先月と比べるとあまり良くなっていない、でも、1年前に比べたらだいぶ良くなっていると

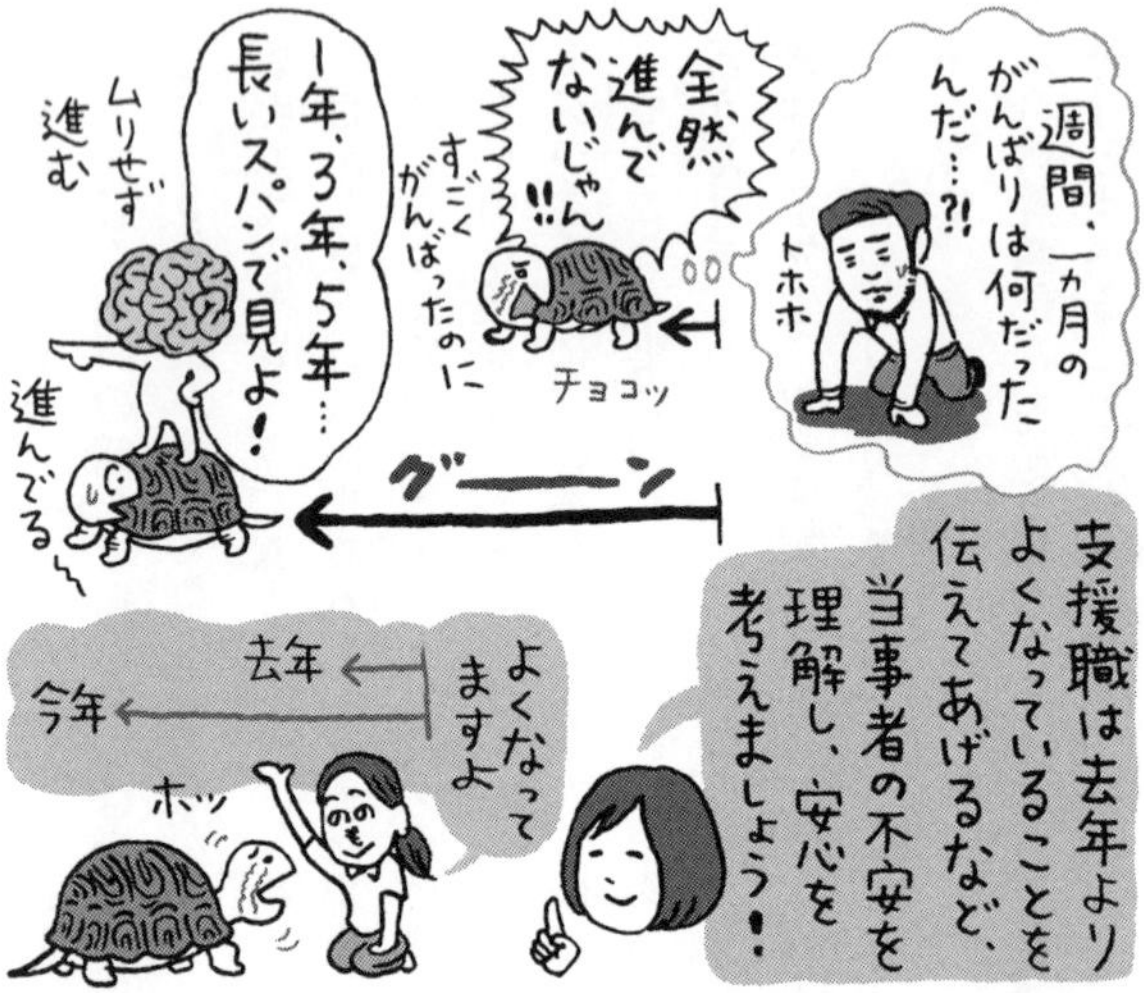
一週間、一カ月のがんばりは何だったんだ…?!
トホホ
全然進んでないじゃん!!
すごくがんばったのに
チョコッ
1年、3年、5年…長いスパンで見よ!
ムリせず進む
進んでる〜
グーーン
支援職は去年よりよくなっていることを伝えてあげるなど、当事者の不安を理解し、安心を考えましょう!
よくなってますよ
去年
今年
ホッ

いうふうに、長いスパンで考えれば希望が持てる。ところが、短い期間で考えると全然進歩していない感じがして落ち込んでしまう。客観的に見れば、1年前と比べてできることが断然増えているのですが。

大介　分かります。なだらかすぎて上ってるのに気づかない、そういう上り坂なんですよね。ずっと歩いてみて後ろを振り向いたら、あれ、こんなに上ってたんだ、という。

きょう子先生　自分で進歩が実感できないときは、周りから進歩していると言ってもらわないと不安なのだと思います。診察の機会などに、去年よりこんなに良くなっているということを裏付けてあげると、本人も安心して、自分は少なくとも前に進んでいるんだと安心する。それが大事だと思います。

――パラダイムシフトを起こせる人との関係を整理してみると、いつも隣にいて理解者になって支えてくれる、大介さんの場合だと奥様のような存在。パラダイムシフトのきっかけになるような提案をしてくれる、お医者さんや税理士のようにプロの立場の人。

色々な方向から支えられて、それで本人が進んでいけるような気がしましたが、そういうサポーターを増やしていくにはどうしたらいいのでしょう。

大介 談話障害があったので、そもそもちゃんと話せる相手がいない。話せる人をまず作る。そこが第一の大きなハードルです。それを作って、その人を介して広げていく、もしくはその人に横にいてもらいながら広げていかないと、だめな気がしますね。

きょう子先生 病院では、医療職はチームで対応しますので、その中に色々な役割の人がいて、そこにご家族などにも入ってもらってサポーターを増やしていきます。ただ、家族といっても様々で、大介さんの場合は、奥様がもともと脳機能の障害の先輩で、症状の理解がとても良かったまれなケースですね。患者さんの症状を全く理解できない、または理解しようとしない家族の場合、それをどう分かっていただくか、対応法を学んでいただくか、という問題も出てきます。

大介　たしかにそうです。僕の本の読者の声を聞いていても、多くの当事者にとって苦しみが集中しているのが、家族の理解が得られないことと、就労の場で理解が得られないこと。就労のほうは最悪でも福祉でカバーできますが、家族のほうはそうはいきませんからね。僕にとっての最大のアドバンテージは、妻が一番の理解者だったということ。これは間違いないです。

きょう子先生　一緒に生活する方の理解はとても大切ですね。

家族の心構えも環境の一つ

きょう子先生　毎日の生活の場での環境調整は、高次脳機能障害に向き合う上で大切なポイントになります。リハビリテーションをした方は、退院前に家でどう過ごすかをシミュレーションして、必要な環境調整をしてから帰っていただく。例えば、家の中の設備をどうするか、どんな支援を入れるかなど、もの、こと、人について考えます。大介さんの言う環境調整は、もっと細かいところまで含んでいるように思いますが。

大介　そうですね。僕の言う環境調整とは、例えば退院して帰宅後、人混みに行くときには耳栓をするとか、色とりどりでたくさんの商品がギラギラしているお店に行くときは偏光レンズの眼鏡をかけるとか、家の中でテレビやラジオをつけっぱなしにしながら家事や会話をしないとか、約束事は口約束でなく相手にメモを書いてもらうとか、日常でミスを重ねたりトラブルになりがちなことを事前に回避するための工夫全般について代償手段を含めて言っています。

もちろん当事者は自分で失敗を重ねながらこうした工夫を身につけていかねばならないけれども、まだ病棟にいる時点で援助職の方々がある程度障害特性を見極めたうえで、退院後に失敗したり苦しい思いをするであろうことを当事者にやんわり伝えてくれるだけでも違うと思うんです。

当事者の多くは言われたから覚えていられるわけではないので、ご家族にもあらかじめ伝えておく。で、いざというときに支えになってもらう。そうした心構えがあるだけでも、全然違うと思うんです。

きょう子先生　たしかにそうですね。どのように伝えるのがいいかは、今後考えていかなくてはいけません。言葉として遂行機能障害や半側空間無視があることは説明できたとしても、状況によって症状の出方が違うので、帰宅後どのような形で生活に影響するかは家に帰ってみてからしか分からないことも多いのです。

さらに、高次脳機能障害のために日常生活での様子が変わると、家族は人が変わってしまったように感じてしまう。ご家族にとってはそれがつらく、どう対応していいか分からなくなるのだと思います。おおもとの性格は変わっていないし、残っている機能がたくさんあっても、どうしても変わった部分に目がいってしまうのかもしれません。

大介　それはあると思います。であれば大事なのは、人が変わってしまったように見える当事者でも、その基本的なパーソナリティが残っている可能性を見てほしいってことです。

もうひとつ、くり返しになりますが、本来のパーソナリティではない部分が出て人が変わったように見られてしまうことに、本人も苦しんでいるっていうことを知ってほしい。なかでも特にご家族に伝えてほしいのは、感情のコントロールが難しくなることについてです。ちょっとしたことで子どものような号泣をしてしまったり、怒って大きな声を出してしまったりということについて、本人も自分で自分をコントロールできないことに戸惑っているし、必死にコントロールしようとした結果として、そうした言動をしてしまっているのかもしれないことを伝えてほしい。

これは僕自身もそうなのですが、何がつらいって、自分をコントロールできずに家族を傷つけたり幻滅されるような言動をしてしまった後ほどつらいことってないんです。本当に自

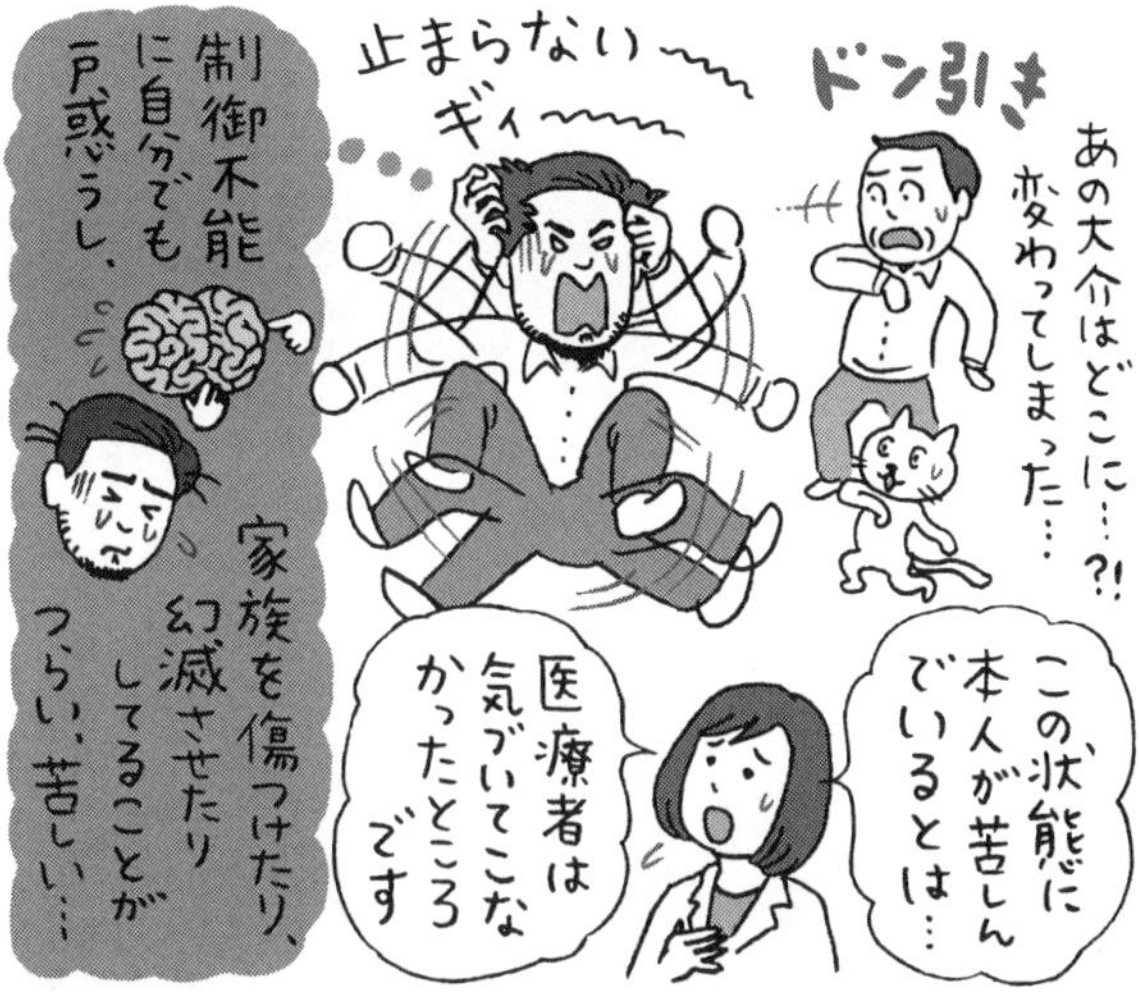
ドン引き
あの大介はどこに…変わってしまった…?!
止まらないギィ〜
制御不能に自分でも戸惑うし、
家族を傷つけたり、幻滅させたりしてることがつらい、苦しい…
この状態に本人が苦しんでいるとは…
医療者は気づいてこなかったところです

分が嫌いになって、この世から消え去りたくなる。怒りを我慢することもつらいけれど、それを言動にしてしまった後の自己嫌悪が一番きついんです。

　これはやっぱり、ほかの当事者さんからも聞く切実な困りごとです。そのことを事前に家族に伝えられる当事者なんて絶対いないので、これはなんとかして援助職の方に代弁しておいていただきたいところですね。

きょう子先生　自分の感情や言動をコントロールできないことに患者さん自身が苦しんでいるという点は、これまで私たち医療者が気づいてこなかったところだと思います。

　ご家族にいつもお伝えしているのは、病前とは違う予想外の行動を取るかもしれないけれど、それはご本人がやろうとしてやっていることではなくて、脳損傷による症状として出てしまうのだということです。

身体の症状として麻痺があることを責める人はいないわけですから、認知面の症状として怒りっぽくなったとしてもそれを責めるのはお門違いです。頭では分かっていても、そのような症状に周りの方ががっかりしてしまうのは当然かもしれませんが。

ご家族の対応にも色々あって、本人のできないことを察知して適宜サポートしてあげられる家族、一生懸命なのだけれどちょっとずれたことをしてしまう家族、ちょっとあきらめ気味になってしまう家族もいます。ですから、あらかじめこういうことが起こり得るというお話はしたうえで、実際に家に帰ってみてどんなことが困ったかを聞いて、じゃあどうしましょうと一緒に考えていくスタンスを取るようにしています。

大介　そうですね。ほんとうに、そうしたスタンスで当事者と家族を支えてくだされればどれほどありがたいことかと思います。が一方で、自分で言っておいて、とんでもなくハードルの高いお願いをしているって感じも否めない。本当にこんなにも分かりづらい障害ってなかなかないと思うので。

きょう子先生　たしかにそうですが、ご家族だからこそ気づく障害もありますね。大介さんの奥様は、病前の大介さんを知っているからこそ、退院後にどんな変化があったのかが分かったのだと思います。医療者は、ご家族が当事者さんの状態を理解しようとする背中を押してあげられるような存在になれたらいいですね。そのためには、やはり症状をきちんと把握して、それを分かりやすく伝える努力をしなくてはいけないと思っています。周囲の人への教育を含めて環境整備をしていくということですね。

「中の人」は変わらない!

――ベースとなる人格が変わってしまうケースはありませんか。

きょう子先生　基本的には変わらないのではないでしょうか。

――フィニアス・ゲージという、鉄の棒が頭を突き抜けるという事故に見舞われても生き残った人が昔いたそうですが、高次脳機能障害はなかったのでしょうか?

きょう子先生　前頭葉症状を中心とした高次脳機能障害が強く出た患者さんです。意欲的で有能な人が、事故後に、無作法で自分の欲望を抑えられず、計画をころころと変えるような人になってしまった例として知られています。そのため、周りの人が「もはや彼はゲージではない」と言ったそうです。

彼のような場合、基本となる人格まで完全になくなってしまったのかというとおそらくそうではないと思います。人は種々の欲望を抑えて社会に適応して生きています。前頭葉障害のためにそれを抑える機能が外れてしまうと、目の前の人の行動にいらっとしたら、すぐに罵倒《ばとう》してしまう。欲望を抑える機能がなくなって、無作法な人になってしまったと考えられます。

この、脱抑制といわれるような、色々な欲望がストレートに出てしまう症状が極端だと、元々の人格が残っていたとしても、それが見えないことはあるかもしれません。

大介　以前講演会に登壇して「もともとの自分が残ってるから余計につらいこともあるんです」という話をした後に、高齢の当事者男性とお連れ合いがいらして、お連れ合いが「うちの夫の場合は、中身がまるごと入れ替わっちゃったんですよ」と言うんです。昔は暴力や暴言がある人だったのに、「今はもう何にもしなくなって、穏やかになりました」と言って、その横には当事者のお父さんが、ぼーっと立っている。

なんとお返しすればいいのか、分からなくなりました。人格がなくなることはないはずだ、と心の中では思っていますが、この方の中に元の人格が残っているなら、目の前の妻の言葉にどう思われているのだろうかって……。

きょう子先生　同じ前頭葉機能障害でも、脱抑制ではなく、内側からのドライブがまったくかからなくなる人もいます。そうするとアパシーといって発動性が低下して、基本的に自分からは何もしない人になります。ということは、暴言や暴力もない。自ら何かをしたいというのがないので、本当に一日中じーっとしているのです。お世話する側からすれば、動き回るわけではないし、暴言を吐くわけでもないので、手がかからない状態だと思います。声がけをすれば簡単なことはやってくれます。

大介　なるほど、その方の場合は、怒るっていう感情の発動もドライブがかからないから、もしベースのパーソナリティが残っていて、昔と違うことに気づいていたとしても、ご本人の苦しさにはつながらないってことか。

きょう子先生　何のドライブもかからないので、苦しくないかもしれませんね。何かが内側から湧き上がるというのも脳の機能のひとつなので、そこが断たれてしまうとアパシーになります。外から働きかけがあれば反応できるので、ご飯が出されれば食べる、トイレに行きましょうと言われたら行くことはできます。それはできても、それ以上のことが自分の内側から湧き上がってこない感じです。

大介　聞けば聞くほど、「高次脳機能障害だから」ではくくれないことを痛感します。

高次脳機能障害の当事者同士の集まり

――高次脳機能障害の当事者さん対医療者、高次脳機能障害の当事者さん対支援者という方向の関係だけでなく、高次脳機能障害の当事者さん同士が集まって、情報を共有したり、お互いの状況から学び合ったり、癒《いや》されたり、という場もあるのでしょうか。

きょう子先生　ピアサポートといって、高次脳機能障害者同士や高次脳機能障害から回復された方と話をする場はありますね。当事者の家族同士が集まる家族会もあります。お互いに話をして、自分だけではないと気が楽になる部分があるのは大きなメリットです。ただ、先ほどお話ししたように、高次脳機能障害といっても、全然違う症状の方がいるので、それほど話は単純ではありません。あの人はこうやってうまくいった、じゃあうちもやってみようとなって、実は症状が全然違う方のやり方をまねして、うまくいかないということもあります。他の方と比べて、あちらはうまくいっているのに、どうしてうちはうまくいかないんだろうとがっかりして逆効果になる可能性もあります。

当事者会の良い点として、他の当事者さんの症状を見ることが、自分の症状に気づくきっかけになることが挙げられます。病態失認に近いような状態で自分のおかしいところには気づかない方でも、他の当事者さんの症状には気づく。あの人あんなことして変だよねと言っている。そのときに、自分もそういうところがありませんかと言われると、えっ、私もそうなの？　と自分の症状に気づくきっかけになる。

大介　外在化みたいな効果ですね。自分自身にカメラを向けられない人でも、人を見ることはできる。僕自身、発達障害特性のある妻を見て、自分の障害を理解した部分が確実にありました。やれないことにかなり重複がありましたから。その気づきは妻も同様で、退院後に僕が色んな作業をしていると、妻が横で常につぶやいてるんですよ（笑）。「大ちゃん、ゆっくりね」「一つずつ、それが終わったら次やろうね」って。妻自身が二つのことを同時にやるとパニックを起こすし、一つのことを途中でやめてというのがやっぱり苦手なので。

多様な背景をもった当事者の人たちが交流するというのは、全部はまねできないかもしれないけれども、外在化、客観視の助けにはなるはずですよね。

きょう子先生　できれば、同年代や環境が近い人、症状が似ている人が多いグループに入ると、そういう効果は出やすいかもしれませんね。

大介　あ、それは絶対ですね。特に仕事のうえでの困りごとは、その人の発症時のキャリアや年齢や、業種とかによって、全然違ってきますし。

――そういう当事者会は、どのようにして入るものですか？　自分で探して入るのか、それとも、医療の延長線上に何か窓口というか、こういう場所もありますよという感じで何らかの支援者の人が紹介してたどり着いたりするのでしょうか。

大介　当事者会の関係者の誰かと、リハビリや就労支援などの途上で出会って、話の中で来てみませんかと声をかけてもらって、つながるようなケースが多い気がします。

きょう子先生　病院の担当医やメディカルソーシャルワーカーなどが当事者会や家族会を紹介する場合もありますが、就労支援の場で情報をもらうことは多いですね。就労のための情報をやり取りする過程で、当事者会や家族会の話が出てきやすい。一般の就労をめざすのか、障害者枠を使うのか、就労の前段階として作業所にするのかなどを検討して情報収集をしていく中で、家族会等の情報も入ってくるのではないかと思います。

仕事への復帰あれこれ

大介　就労支援の話が出たので、ちょっと言っておきたいことがあります。高次脳機能障害当事者の仕事の復帰について。

もともと頭を使う高度な仕事をやっていた人が、工夫すれば前の仕事ができるのに、作業所で単純作業の訓練から始めさせられて、すごくつらい思いをしたり、もういやだってやめてしまう話を当事者から聞くことがあまりに多くて。そのミスマッチは何とかならないのかと思っています。環境調整をしっかりすれば、元の仕事を続けられるかもしれないのに、その可能性をきちんと見極めてもらえていないケースではないかと。僕は基本的には、できるだけ病前の仕事に近いところに着地することをいつも勧めているのですが。

きょう子先生　復職への対応は、職場によって本当に違います。色々な工夫や配慮をして、戻ってきていいよと迎え入れてくれる職場もあれば、病気の前に100働いてたのが復職後に70しか働けないならもう結構です、という会社も実際はあるのです。人員的な余裕がないと難しいのでしょう。例えばスタッフが8人の職場で、その人が仕事に戻ってくることによって、その方をサポートする人員が必要という状況になると、うちでは無理です、となりますね。

大介　ああ、たしかに。言葉を選ばずに言えば、本に書かれている復職の成功ケースとか、うまく仕事に戻れた体験を発信されている方のケース、大体がそこそこ名前の知れた大企業ばかりです。職場のスタンスも、企業の規模次第というところが……。

きょう子先生　元の職場に戻れないということになると、精神障害者保健福祉手帳を取得して、新たに障害者枠で求職しなくてはいけません。障害者枠での求人の場合、企業によっては、高次脳機能障害者より、車椅子は使っていてもデスクワークを任せられる身体障害者を好む所もあります。そういうことがあると、必ずしも希望の職種で働けないことも出てくる。

作業所の話ですが、入所するということではなくて、通うのが一般的です。ご家族が、日中に患者さんが家にいると外で働けないので、どこかに通ってほしいという流れで通うことも多いかと思います。

大介　そうなんですよね。そういうふうに家族に言われるケースがあるって僕は考えたこともなかったんで、僕が講演会で「家族でがんばって支えてください」と言った後に、当事者の方が車椅子で僕のところにいらして、家にいても家族が面倒を見られないから作業所に通わされているけれど、何か意味のある訓練はひとつも受けられない。病院のテストの延長線上みたいなことを延々とやらされているけれど、元の仕事にはまったく無関係だ、という話をされて、愕然《がくぜん》としたことがありました。

きょう子先生　今まで収入を得ていた方が高次脳機能障害になると、ほかの家族が働きに出なくてはいけない。その時、高次脳機能障害者が家に一人でいたら危ないとか、昼ご飯を一人では食べられないとか、そういう状況になると、ご本人の安全を考えてどこか通えるところを探そうということになる。それで作業所という選択肢が出てくるのだと思います。ご家族が当事者を支えるのはとても大事ですし、それを希望されたとしても、収入を得るためには働きに出ざるを得ない。もちろん、ご本人自身にとっても、家に一人でいてぼーっとしているよりは通所したほうが活動性も上がりますし、回復に良い影響があると思います。

回復の過程では支援が必要ですので、人手が必要です。作業所でも個別にプログラムを組んで、その方に合った作業をするのが望ましい。ただ、現実としてそこまでできる人員がいなければ、何人かまとめてひとつの作業をさせるというやり方になってしまう。もちろん、色々と工夫されている作業所もあると思います。今は、家族がいても、誰かが常に家にいて、その方の面倒を見ていられる世帯のほうが少ないと思います。若い世代はみんな働きに出ていますから。高次脳機能障害者が退院して家に帰ったら、日中家にいるのはご本人と認知症の連れ合いだけ、というケースもあります。

大介さんのご家庭は、大介さんが元に近いお仕事で収入を得られるようになったから、病前と同じようなスタイルで暮らしが成り立っているのだと思います。それができなかったとすると、奥様が働くとかも考えざるを得なかったのではないでしょうか。

大介　ギリギリですが、この業種だったから頸《くび》がつながった感じです。が、一方で僕自身の機能回復は、何とか仕事につながり続けて手と頭を動かし続けたことで、複合的に底上げされていった感じがあります。注意なら注意、記憶なら記憶というふうに単機能を上げるようなリハビリ課題というのがありますが、正直あれが仕事の復帰にどれほど役立つのか僕は疑問なんです。できれば病前の職業能力と仕事についてのヒアリングをしっかりやったうえで、何とか収入を得ながら仕事そのものをリハビリ課題にするような支援に結び付けていってほしいと思います。

きょう子先生　たしかに病前にやっていたお仕事にできるだけ近い領域への復帰をまずは目指すのが基本だと思います。慣れ親しんだ環境やすでに身につけたスキルを使えるので、新たなことを始めるよりは障壁が少ない。仕事をしていくうえで、複合的な機能が回復してくるという面もあります。私も、その方の病巣や機能障害、年齢、仕事内容、職場や家庭での環境などを総合的に考えて、元の仕事に戻れる可能性がある場合はそれを第一に考えます。

一方で、それを試してみて、やはりうまくいかなかった場合や、障害の程度によっては復職が非常に困難だと予測できる場合にどうするかも考える必要があります。ご本人の障害の受けとめ方も様々ですので、時間をかけて、どのような形で社会復帰をしていくのかを一緒に探っていくということになります。

なかには10年近くかけて、ひとつずつ段階を踏んで、最終的に病前とは違う就労に結び付いた例もあります。その場合も、そこに行き着くまでに経済的、精神的に支えてくれる方がいないといけませんし、就職後も障害者枠の賃金は低めに抑えられているため完全に独立して生計を立てていくことは難しいことが多いです。この辺りは社会制度やその運用の問題として、今後改善していかなければならない点だと思います。

第4章

あなたの隣の当事者さん——支援の仕方を考えよう

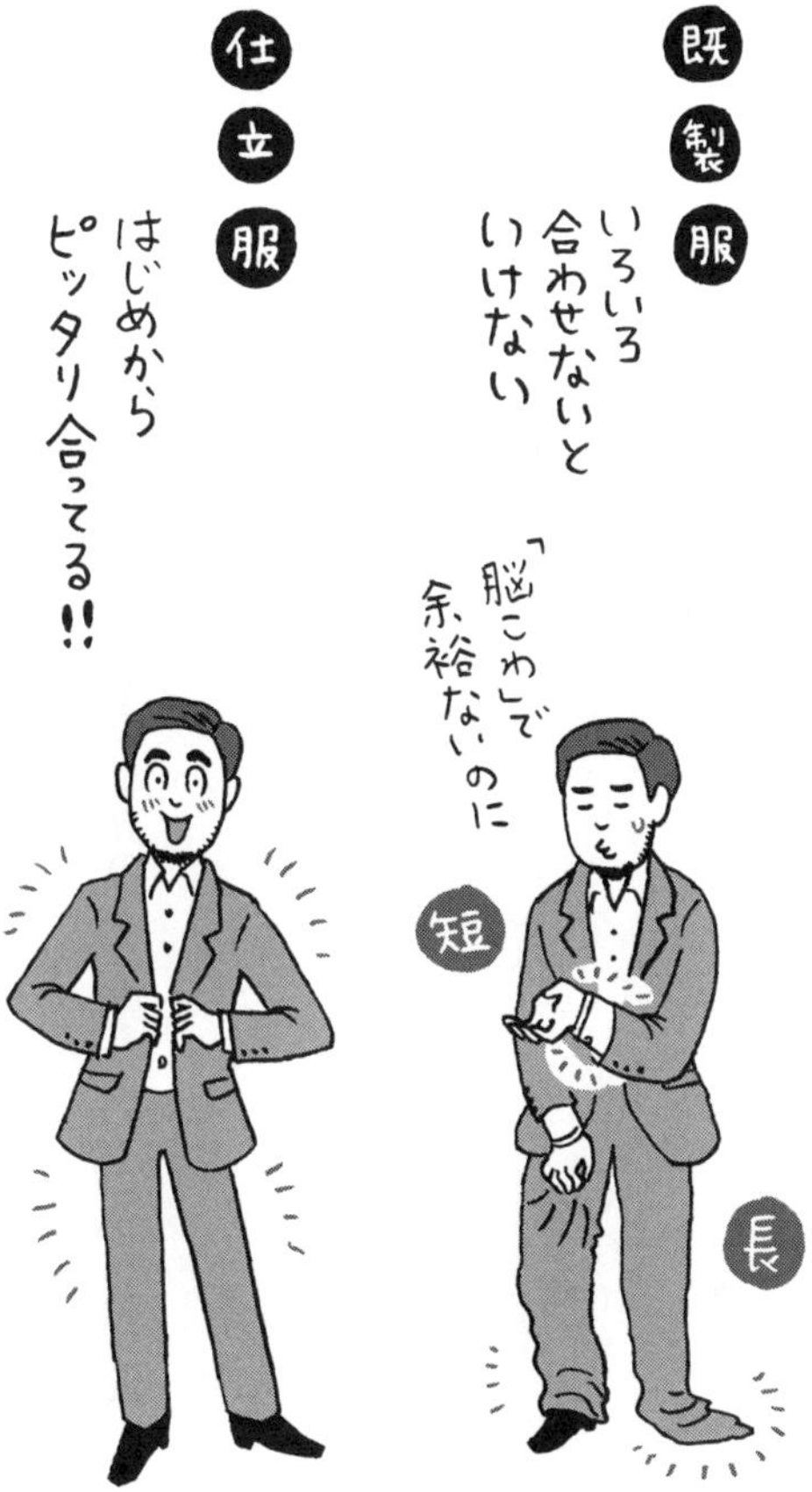
既製服
いろいろ合わせないといけない
「脳こわ」で余裕ないのに
短
長
仕立服
はじめからピッタリ合ってる!!

「ちょっと変」「なんか変」に気づいてあげる

大介　僕自身は当事者とはいえ、妻が当事者の先輩だったり、取材記者の仕事をしていた経験もあって自分の不自由を言語化するのが得意であったり、ラッキーだったり有利だったりする点がたくさんありました。そうではない当事者も自分の不自由や苦しさを周りに伝えるために、ハードルを下げられることはないのでしょうか。

きょう子先生　ご本人が伝える方法としては、例えば、大介さんの書かれた本のように当事者が書かれたものを読んで、これは自分に当てはまるというのがあれば、それを周りの人と共有することはできるかもしれません。当事者の視点から、症状やお困りごとの例をリストアップしたリーフレットがあれば、あ、これは自分に当てはまるとか、こちらは当てはまらないとか、似たような感じの症状を選ぶことができる方も中にはいるかもしれません。このような方法は言葉の能力が保たれていて、読むことができる場合であれば、周りに伝えるきっかけになると思います。

実際は、どう変なのかはわからないけれどちょっと変、何かおかしい、という感じを持っている方が大半ではないかと思います。リストを見て自分の症状を選べるというのは、ある程度自分の症状を客観的に見ることができるということですので、発症からの時期や重症度によってはそこまでは難しいことも多いですね。そうすると、やはり誰かの助けを借りながら、自分の症状を整理し、どう伝えていくかを考えることになると思います。

大介　この人の生活環境、この人の職業、この人の性格であれば、こういうところで失敗しそうというリストは、聞き取りをしっかりすれば作れると思うんです。それを限られたリハビリの時間の中で、誰が作るか。認知機能の検査を担当するＯＴ（作業療法士＝occupational therapist）さんになるでしょうか。

きょう子先生　ＯＴか、言語関連はＳＴ（言語聴覚士）ですね。ＯＴさんは日常生活、例えば家事を実際にしてみて、どんな点でつまずくかなども見てくれます。

――　各リハビリスタッフが連携して、高次《こうじ》脳機能障害《のうきのうしょうがい》の当事者さんのトリセツ、みたいなリーフレットを作るイメージでしょうか。

大介　そうですね。ただ、くりかえしになりますが、現状、各都道府県や家族会などが独自に作っているリーフレットを見ていていつも思うのは、これは当事者がどう困るかではなくて、ご家族のお困りごとの視点で書かれているものばかりだなということです。

当事者視点で何ができなくて困っているか、例えば「怒りっぽくなる」ではなくて「自分の怒りをコントロールできなくて苦しい」って書いてあるだけで、全然違う。理想を言えば、そういう当事者視線のリーフレット作りに加え、その当事者個人に現れる、退院後に起きうるお困りごとリストみたいなものを、病棟にいる間に作ってほしいなと思います。

きょう子先生　周囲ではなく当事者の視点に立ったリーフレットを使えるようになるといいですね。その当事者視点のリーフレットが既製服だとすると、退院後の生活でのお困りごとリストは仕立て服、つまり各個人に合わせたものになります。つまり、病前の仕事や能力、退院時の高次脳機能障害の特徴、退院後の物理的、人的な環境など多くの情報を収集し、それを統合して考える必要があります。リハビリスタッフにすると結構大変な作業になるでしょう。今後はぜひそのような試みが増えて、ノウハウを蓄積できるといいですね。

病前記憶、病前習慣

大介　話が逸《そ》れますが、指をけがしてすぐ、そのこと自体を忘れちゃっていつも通り物をつかんで、あ、痛っ、と気づくことがありますよね。その後は、どうすれば痛いかに気づいているから、痛くならないようにつかみ方を工夫できます。高次脳機能障害の特性として、自分が何かできなくなったり、それをやったら痛い思いをするってことを、一度経験してもすぐ忘れてしまう傾向があると思います。それをやったら痛いぞって何度もくりかえして、自分の中で腑《ふ》に落《お》ちるまで、結構時間がかかる。
僕自身、何だかんだ言って、視聴覚の過敏に対する対策みたいな基本的な習慣でも、定着するまでに2年以上かかった気がします。こんなに環境調整して、本まで書いて一生懸命やって、でもやっぱり同じこと、似たようなことで失敗するんですよ。
自己理解は、徐々にしみ込んでくる感じがある。分かるか分からないか、ぱっと切り替わるものではないんですよね。これはたぶん、病後に起こった記憶障害の問題だけではなく、病前にできていたという記憶があって、不用意にやってしまうことも原因だとは思うんですが。

きょう子先生　長年やってきた習慣的な行為や手続き記憶は、そう簡単に抜けませんし、元通りやるのが楽なのでそうしてしまうということですね。

大介　ああそれです。楽なんです。習慣になっていない行動をするのには、よいしょって、ひと頑張り必要な感じです。それで痛ってなる。例えば何か作業をしているときに鳴った携帯電話に思わず出ちゃうというのも、なかなかやめられなかったですよね。出たら確実にパニックになるのは分かってるのに。

きょう子先生　それはもう習慣なんですね。習慣を変えるのはとても大変。変えようという意識を常に持っていないと変えられない。

大介　そうなんです。病前能力、病前習慣。能力があったから習慣化してるということですね。無くなった能力に習慣を合わせるのって、本当に難しい。

障害の受容

大介　変えられない病前習慣でいえば、病前と同じテンポ、病前のスピードで作業や思考や会話といった諸々《もろもろ》のタスクをこなそうとして失敗するというのも、かなり長期間続いた気がします。ゆっくりやればできることも、早くやろうとして毎度失敗するし、ゆっくりやろうとするとすごくイライラしたりして。

きょう子先生　たしかに作業するスピード、心地よく感じるスピードはその人の中では大体決まっていますね。高次脳機能障害になると、作業効率が落ちることが多いので、何でも時間がかかるようになる。けれども、慣れ親しんだスピードはイメージとして残っているので、ついその調子でやってしまうのですね。

世の中のテンポに関して言うと、都会ほど速い。先日田舎《いなか》でバスに乗って、それを実感することがありました。今は高齢者がバスの中を移動して転んで骨折したりする事故が結構あるので、バスが止まるまで動かないでください、と運転手はアナウンスしています。そうすると、高齢者はバスが止まってからよっこいしょと立ち上がる→運転手さんの脇の運賃箱まで歩いて来る→財布を出す→いくらですかと聞く→あ、足りませんねと言われて、両替機を使って小銭に替える→……、という感じで、運賃を払い終わるまで5分くらいかかったりするわけです。これが都会だと、周りの人がイライラし始めて、許されないかもしれませんが、田舎だと乗客の人数も少ないし、高齢者同士だったりもするので、皆待ってくれるのです。

都会だと、速さを要求される社会的プレッシャーがあって、どうしても効率的に、さっさと（やって）、という無言の圧力があるように思います。

大介　本当にそれです。病前の僕は完全に都会人脳。でもって、今の田舎の高齢者のバス会計の描写は、完全に高次脳機能障害の当事者ですね。レジに行くまで財布を出さない（笑）。僕のよう。

きょう子先生　そういうのに慣れている運転手さんは、普通に待ってくれるわけです。いくらですかって聞かれたら、怒らずに、教えてくれる。

大介　なるほど。特性が障害化しない。

きょう子先生　周囲がそういう所だったら生きていける人も、周りのプレッシャーが大きい所だと、焦《あせ》りも出て、できないのではないかと思うのです。

大介　そうなんですよね。周囲の人は病前の僕と同じスピードで生きていて、僕自身もその病前スピードで対応しようとして、焦って破綻《はたん》してしまう。日常の中で、レジ会計、雑踏を歩く速度、雑談の速度、あらゆるところで自分が可能な速度と世間の速度のギャップを感じます。

そう考えると、僕の妻が病後の僕に対してすごくゆっくり話しかけてくれたり、僕が混乱していると常に横で「焦るな」と声掛けしてくれたことが、どれほどありがたい対応だったのか、身に沁《し》みます。特に急性期病棟での僕は、看護師さんや看護助手の方の言葉がすごく早口で聞き取れないことがつらくて、「いま話せるのが君しかいないから、君が来ないともっと話せなくなってしまうから、毎日見舞いに来て」とお願いしていました。当事者に、病後の自分が可能なスピードの世界で生きていいという姿勢で、援助職にも接してほしいと思います。

きょう子先生　そうですね。前にお話ししたチューニングの問題に近い。相手の周波数に合わせることが、高次脳機能障害の方とコミュニケーションするうえでは大切です。

実際は、急性期病棟では職員があまりにも忙しすぎるという現実があります。ただ、その方と話している1分間だけでも、相手の目を見てゆっくり話をするという心がけは大切だと思います。リハビリテーション専門の病院に移ると、そのスピードは一段下がります。全体に少しゆったりとしてくる。高齢者の多い病院や施設に行くとさらに一段ギアが下がる感じがします。常に効率を求めて追い立てられるような社会は、高次脳機能障害の方だけでなく、何らかの病気を持っている方、高齢者、幼児などにとっては生きにくい状況ですね。

「障害者」アレルギー？

大介　不自由があってもその等身大の自分で生きるというのは、当事者が病後の人生を生きるうえでとても大事なことですが、一方で病後に知ったのは、「精神障害者」という言葉に対する差別感情が、当事者もその家族もとても強いものだということなんです。病前に仕事関係で周りにいる人たちは、障害についての知識をそれなりに持ち合わせていていわば理解のある人たちだったので、世の中にいまだに障害っていう言葉に対してそこまでの忌避感や嫌悪感があることに、逆に驚いた。

自分は障害者なんかじゃないとか、うちの家族は障害者なんかじゃありませんとか、突っぱねてしまったり、精神障害を負ったってことはもう一生終わったも同然だ、みたいな必要以上の落胆をしてしまう人も。ご家族に障害を認めてもらえなかったり、絶望されたり、逆に当事者がかたくなに障害を認めなかったり、この「障害」という言葉が絡むだけで、いきなり問題がややこしくなる印象を感じています。涙ながらの相談もあります。

　これは、高次脳機能障害そのものよりも大きな障害に感じなくもないです。病前習慣とか、病前能力とか色々と話題に出ましたが、病前に障害についての知識がなかったり偏《かたよ》ったイデオロギーや差別感情を持っていた当事者には、どうアプローチすればいいのでしょうか。

きょう子先生　本人とご家族には、高次脳機能障害は脳に傷がついたために起こっていること、障害者手帳は身体と精神のどちらかで、高次脳機能障害は精神障害に入ることを説明します。障害者手帳を持っていると使える制度やサービスがあることも順番にお話ししたうえで、ご希望があれば精神障害者保健福祉手帳を取れますがどうしますかと聞くようにしています。統合失調症やうつ病などと同じではなく、脳の病気やケガによるものであることを理解していただければ、抵抗される方はそれほど多くありません。私の担当している外来は高次脳機能障害科ですので、そういう障害があるかもしれないと疑って受診される方が多いのも関係しているとは思いますが。

大介　なるほど。利用できる制度やメリットを含めてアプローチしていくというのは、その後の生活に不安のある方々には有効かもしれないですね。ただ、先生の診療科より前の段階、急性期病棟などの段階での診断で、そもそも高次脳機能障害という診断名に「障害」という文言が含まれていて、そのことに拒絶反応を示してしまう場合もあるようなんです。この病名をどのタイミングで告知をするのがいいのか、どんな言い方ならばソフトに伝えることができるのか、ぜひお聞きしたいです。

きょう子先生　私たちは高次脳機能障害という言葉を必ずしも使わず、むしろ個々の症状で説明することが多いです。例えば失語症や半側空間無視《はんそくくうかんむし》などを挙げて、こういうのが苦手になっていますねというふうに、どんな症状があるかということを分かっていただくようにしています。ご本人やご家族にとって大事なのはどんな症状があるかを知ることですので。高次脳機能障害という言葉は、制度的なものを利用するときにお伝えすることになりますね。今後どんな制度を使って生活し、仕事をしていくか、リハビリやその他の施設を利用していくかなど、社会復帰を考える際には高次脳機能障害という言葉を知らないと話が進みません。

大介　なるほど……そのお答えは、目から鱗《うろこ》ですね。たしかに、どんな症状があるか、何に不自由なのかを伝えるのが主目的で、障害名を伝えることが目的ではないですからね。ちなみに僕自身の場合は前にもお話ししましたが、急性期の脳外科の先生から、高次脳機能障害、半側空間無視、構成失行、その3つの単語で説明されましたが、その段階で高次脳機能障害っていう言葉を言ってくださったのはむしろありがたかったと感じました。

自分のこの異様な世界観や何もかもが病前通りではない不自由感に、ズバッと理由がついたことで、逆に安心を感じたんです。一方で障害といわれただけで怒ってしまう人もいて、一方で安心する僕のようなケースもあり、当事者やご家族を見極めた上での対応が必要だということですよね。

きょう子先生　はい。ある現象に対して名前がつくと、枠組《わくぐ》みが与えられて落ち着くということはあると思います。捉えどころのない違和感に対して高次脳機能障害という名前がつくと、少なくともそれは脳梗塞《のうこうそく》が原因で起こった既に知られている現象であると理解できます。一方で、そこまで理解が追いつかない場合は、自分は障害者になってしまったということで打ちのめされるということもあるでしょう。患者さんやご家族の理解を見極めながらお話しすることが、やはり大切ですね。

自己理解の入り口

大介　告知関係でいえば、前にもお話ししたように、僕にとっては急性期のSTさんの対応、特に初回のヒアリングで仕事についての質問があって、文筆業であることを告げると即座に著作を読んでくださって、そのうえで詳しい障害の説明にまで入ってくれたことが、ものすごいアドバンテージだったと思います。「告知しても大丈夫な人だろう」と著書から僕のパーソナリティを類推してくれたこと、そして何より外から見ただけではまるでヨレヨレ状態だった急性期の僕に対して「障害についての説明をしてもきちんと理解できるはずだ」と残存能力に期待してくださったことが、両面でありがたかったです。

きょう子先生　それは大介さんの病前の状態をよく理解したうえでの、すばらしい対応だったと思います。どういうふうに当事者の人に告知していくかは、相手の方の特性や状況を見極めて伝えるのが基本になりますので。

大介　となるとお願いしたいのは、病前の能力、病前の仕事、病前の習慣、たくさんある「病前の〇〇」の中に、病前の障害に対するリテラシーも含めて、見極めてほしいということですね。リテラシーが極端に低い人の場合は、きょう子先生が言われるように、症状から伝えていくのがいい。逆に一定のリテラシーを持ち合わせている人に関しては、できる限り積極的に障害の理解を進める方向で支えてほしいというのが、僕の希望です。急性期を含む

1カ月くらいの中で伝えていくことも考えてほしいと思います。

というのも、当事者によって違うと思いますが、僕は脳梗塞をやったあとしばらく、色々なことを過剰に分析したがるようになりました。あのタイミングで知識としての障害をもっと教えてもらえていたら、退院後に色々な不自由にぶち当たったときに、「あ、これは教わった障害の、この特性だ」と紐《ひも》づけがスムーズにできたなと思うのです。

きょう子先生　大介さんの場合、右半球が傷ついて左半球が過剰に働いた可能性はありますね。左半球は分析したがる脳ですので。高次脳機能障害は本当に人それぞれで個性的です。高次脳機能障害について情報を提供する際には、相手に合わせて伝えることですね。

ご本人に伝える場合、高次脳機能障害は脳の病気やけがなどが原因で起こる症状であって、心理的なものではないこと、高次脳機能障害とひとことで言っても個人差が非常に大きいことは、まず分かってもらわなくてはいけない。

高次脳機能障害という言葉だけが心に残ると、ウェブなどで検索する方も多いです。そうするとかなりいい加減なものを含め、玉石混交《ぎょくせきこんこう》の情報が出てきます。それに引きずられて、自分は絶対良くなると希望的観測をしたり、逆にもうだめだと落ち込んだりする可能性があります。やはり直接関わっている医療者から、一次情報として正確な知識を伝えることはと

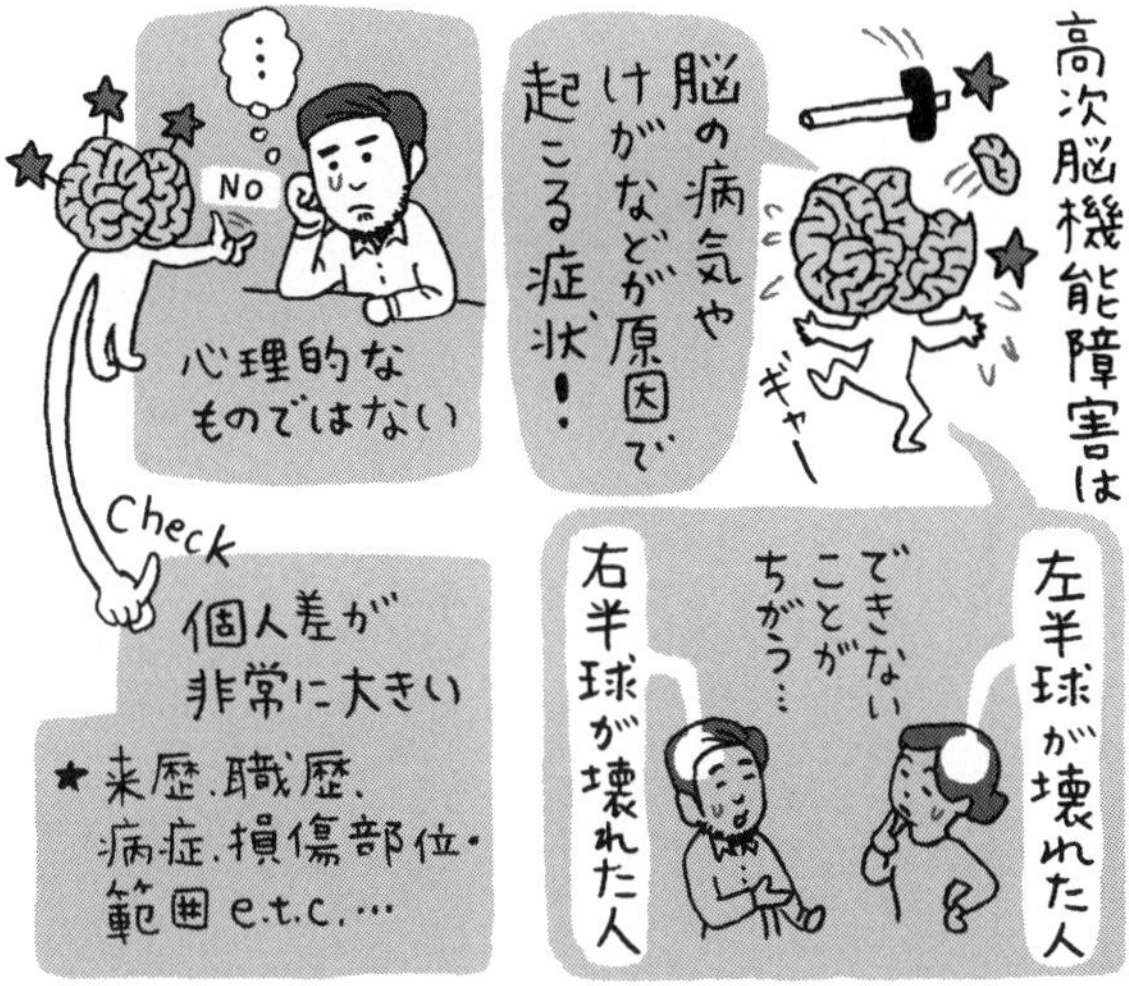

ても大切だと思います。
大介　心理的なものではない、これはすごく響きますね。僕と同じように、早期に告知されてプラスだったという当事者の声には、「今の自分のおかしな状況が自分のせいじゃないって分かって楽になった」という声が非常に多いんです。一方でたしかにおっしゃるように、過剰分析な傾向が玉石混交な情報も含めて摂取してしまうように暴走するのが問題というのも、耳が痛い。僕自身、あくまで僕個人のケースを高次脳機能障害の当事者全般に拡大して書きがちだし、当事者表現の出版物には正直相当にひどいものもあります。ネット情報はさらに非科学やオカルトじみたものまでありますからね。そういうリスクを

排して当事者に有効な情報を早いうちから伝えていくには、どんな留意が必要でしょう？

きょう子先生　高次脳機能障害について説明するときには、症状の名前などどうしても専門用語が入ってきます。その中身を分かっていただくためには、リハビリテーションや病棟での生活を通して実際に体験してもらいながら伝えるのがいいと思います。言葉の情報だけをたくさん伝えると、それに振り回されて、不安がどんどん増してくる方もいますので。もちろん、対話の中で相手の理解を見ながら、参考となる情報を積極的に伝えていくことには賛成です。

　ただ、すべてのリハビリテーションスタッフが高次脳機能障害について詳しいかというと、残念ながらそうではないので、体系的に症状を説明できない場合があるかもしれませんね。

大介　なるほど。やはり当事者次第で、慎重に判断しなければならないことがよく分かります。今すぐは難しいにしても、戦略的に自分を理解してよりよく生きようとする当事者には、援助職が同調して協力してくれるようになってくれることを願うしかないです。

「病前」を考慮するという大前提

大介　こうしてお話ししていると、何度も立ち戻るのが、大前提としてその人の病前の色々を見極めるということですね。でも、その病前を知るっていうのが本当に難しいことだと思います。当事者をケアする援助職も医療職も、皆さん病気になってから「初めまして」の関係性でスタートですからね。

きょう子先生　本当にそうですね。ですから、私たちの外来では、少しでも正しい情報を得るために、日常を知る人と一緒に来てくださいとお願いしています。病前どういう方だったのかだけでなく、ご家族との関係性や家で実際にどんなお困りごとがあるのかは、ご本人から聞くだけでは分かりません。ご本人が病前の状態を覚えていないとか、うまく説明できない場合もありますし、病識《びょうしき》が不十分だと、何に困っているのかさえよく分かっていないこともあります。ご家族には病前の状態や社会生活、最近どんな場面で、どういうエピソードがあったかをできるだけ具体的に書いてもらいます。そうすると、声に出して説明するわけではないので、患者さんの前では言いにくいことも教えてもらうことができます。

大介　そうですよね。でも病後に僕が出入りしたり関わった病院やリハビリ室では、家族同伴のケースをひとつも見たことがないんです。リハビリ室といったら身体の麻痺《まひ》に対する理学療法が一番面積をとっていて、PT（理学療法士＝physical therapist）の先生と当事者と、1対1の訓練っていう印象ばかり受けました。ADL（Activities of Daily Living。日常生活動作＝生活の自立度の意）を達成するぞ！　みたいな……。

きょう子先生　たしかに脳卒中後の片麻痺のリハビリテーションが中心だとそんな風景かもしれません。一般的にはリハビリテーションを開始するときや退院前にはご家族も交えて、リハビリテーションについてご説明します。また、リハビリテーションの場にご家族に来ていただいて、家庭でできるリハビリテーションの方法を指導したり、日常生活での注意点を伝えたりする場合もあると思います。ご家族も働いていたりすると、平日の日中に来られる方は多くないかもしれませんが。

高次脳機能障害のリハビリテーションとなると、これとはかなり違ってきますね。大介さんの場合もそうですが、入院している環境ではあまり困らないので、気づかれない。退院後の日常生活でお困りごとが次々に発覚するので、それからが介入の本番ということになります。しかも、広いリハビリテーション室の中で何かするということではなくて、診察室や個別の療法室内で外来で行うことになるので、大介さんが目にする機会がなかったのかもしれません。

お困りごとの洗い出し

――大介さんは、お困りごとを洗い出して環境調整につなげていくときに、どういうふうにしていましたか？

大介　倒れてから10日ぐらい後には闘病記の企画書を出して、版元さんからそのままやっちゃおうぜっていう話になったので、もう日々起きるお困りごとは全部文字にする。何に失敗した、何に失敗した、それがどんな感じで苦しいかを、なぐり書きでもいいので残しておくようにしていました。読み返すと、最初は病棟内で、表情が作れない、うまく言葉が出てこない、話せない。あと視線がロックしてしまう、思考がロックしてしまう、早口で相手に一方的にしゃべってしまう。一方的にわーって話して、途中で何言ってるか分からなくなったり、話し終わって、その後もう何も続かないみたいなことがあって、コミュニケーションがおかしいとか。そういうことを逐一書き出してありますね。

あとは、障害についての説明の中で出てくる注意障害、遂行機能や短期記憶の問題とか、障害名そのものが発達障害で言われているものと全く一緒だし、発達障害の支援本を見てもお困りごとの多くが重複しているようなので、発達障害向けの環境調整のメソッドをそのまま積極的に流用するということから始めていきました。

もちろん、毎回失敗するたびにすぐ分析して書けたわけではなくて、ここまでに出てきた否認とか、病前通りにやったほうが楽に感じることもある中で、何回か失敗して、もういい加減嫌だなって思いながら書き出した不自由もありますよね。
　例えば電話に出るとパニックになって、相手の話が聞き取れなくて、延々と話す相手を止められない。自分の言いたいことも返せないし、話し合いにならない、というパニックなどは、何度も失敗して、もうだめだ、となってからメモしていました。

きょう子先生　病前から取材で書《か》き留《と》めることが習慣づいていたので、発症後もできたのでしょうね。

大介　ああ、そうなんです。前に少し触れましたが、実はこの自分の症状を書き留めておくということをほかの当事者に勧めても、難しいって言われることが少なくないんです。読み書きに障害がない方でも、頭の中で書こうと思ったことを文字に書き出す間に記憶が飛んじゃうとか、混乱して分からなくなると言うんです。
　ただ聞いてみると、メモではなくちゃんと文章で書こうとされているんですよね。僕の言うメモって「電話」「失敗」「腹たつ」「椅子けった」ぐらいで、カタカナ交《ま》じりのなぐり書きなんですが、それでも書き留めることで、紙の上で思考を組み立てたり、足していったりすることができるんです。そういうメモの取り方は、やはり病前の習慣、病前能力によるものなんだなって思います。ただこれは、病前に習慣のない方が新たに学ぶにしても、それほどハードルは高くない気はします。

きょう子先生　たしかにメモを取るという方法は有効なのですが、患者さんによっては難しい。読み書きの障害がなくても、言語に何らかの問題があると、言葉が思いつかない。言葉にしようとすることに努力が必要だと、書くまでに至らない。あとは意欲の問題として何かをしようと思えないと、メモも取らない。メモを取りましょうと誰かが声がけしたときだけは書くけれども、それ以外のときには書かない。そして、病前から書く習慣のない方は、鉛筆を持つことがない。健忘《けんぼう》の場合でも、純粋に健忘だけだとメモを取る方法が使えるのですが、病識がなかったり、意欲がなかったりするとうまくいかないことが多いのです。

大介さんが発症後10日ほどで企画書を出したというのはすごいですね。右半球の梗塞で、言語や意欲が保たれていたというのが大きかったような気がします。右半球損傷の方、病前から書く習慣のある方、病識がある方、ある程度意欲のある方には、メモを取ることが自分の障害を理解するうえで、有効な手段になりそうです。

大介　企画書と言っても誤字脱字誤変換はすさまじいものでしたけどね。おまけになぜかテキストをｈｔｍｌ形式で保存していて、当時の混乱ぶりが分かります。でも、そんな状況でも自分の困っていることをメモにすることの最大のメリットって、いわゆるメタ認知が発達することだと思います。

人って普段、そこまで自分のことを見ないじゃないですか。それを必ず書き留めるってしておくと、自分の状態を常に見る、セルフビューのカメラがすごく発達する。これは、障害の知識と自分の不自由を紐づけるうえで、絶対必要になるものだと思うので。

きょう子先生　メモをする習慣がつけられる方にとっては、障害を客観的に見るきっかけとして役立ちますね。メモもしっぱなしだと活用できないので、ひとりで難しければ、周りの方と一緒に見返すと、色々な気づきがあるのではないでしょうか。

「できない」ことをどう知るか

大介　けれど問題は、やっぱり病前に習慣づいていないことを新しく習慣づけるのは難しいってことなんですよね。例えば僕は自分のお困りごとをメモするってことはできたけれど、一方で何かの予定をメモする習慣がつくまで、とても時間がかかったんです。なぜなら病前の僕は、スケジュールにせよ、買いものとかやるべきことにせよ、もの忘れで困った経験があまりなかったんです。同じメモなのに、病前ならメモしなくても済んでいたっていうものの習慣化は、本当に定着するのに時間がかかりましたね。

きょう子先生　頭の中で処理できることは、いちいちメモしませんからね。

大介　そう。それができなくなっていることを理解するのも、何度か失敗しないと分からないし、それへの対策も、習慣づけることがそもそも難しい。となると、病前にあらゆるメモ書きの習慣がない人にとって、自分の症状をメモしておく習慣をつけるってことなんかも、かなり難しいのかなとも思うんです。記憶の問題と関わっているのでしょうか。

きょう子先生　記憶障害があるとメモすること自体を覚えていられない方もいます。誰かに促されないとメモできない。それだけではなく、高次脳機能障害になってから新たなことを学習するのは大変ですよね。記憶だけでなく、注意力や意欲などいくつかの高次脳機能が関係してきますので。新しいことは病前に体得した手続き記憶や習慣を使えないので、いっそう難しい。

大介　たしかに。同じような作業でも、病前に経験のあったこととなかったことで難易度が大幅に違うというのは、高次脳機能障害の顕著な特性だと思います。じゃあ、病前に元々得意としていて、作業が手続き化しているものに沿ったことをすればいいんだ。

きょう子先生　そうなんです。その人が常日頃やっていたことに結びつけてできるような戦略を組むと、うまくいくこともあります。

大介　では具体的に、メモに書き留める以外で、当事者の自己理解に結び付くお困りごとの記録には、どんな手段があるでしょう。

きょう子先生　ご家族が動画を撮っていたことがありました。

大介　見たくない（笑）。

きょう子先生　あとは記憶や図形の模写などの検査結果をご本人と共有することで、自分の状態を知ってもらえることがあります。ただ、結果を知ることでそれを改善していける人と、かえってストレスに感じる人がいるので患者さんによりますね。

大介　たしかに僕自身も、障害によっては自分で直視したくない、隠したいっていう否認の気持ちがあったことを、前に話しました。

きょう子先生　そうしないと、心のバランスを保てない人は少なくないと思います。

大介　思えば僕が否認傾向だったのは、残っていると退院させてもらえないんじゃないかっていう障害でした。なので、入院中は、できるだけ早く良くなっていると捉えてもらって、早く退院したかった。そのくせ退院してみたらもう一事が万事大変で「なんで事前にこうなることを教えてくれなかったんだ」って。それはもう、矛盾《むじゅん》しているのは分かるんですが、自分の障害を記録してメタ的に見ることと、こうした否認は相反しますよね。

　メモに書き留めること、動画に撮ること、あとこのメタ視点を助ける記録には、ほかにどんな手段があるでしょうか。いま、家族の視点を聞き取ることも考えたのですが、否認モードに入っている当事者にとって、家族から「できない」の指摘を受けることは、逆に否認の強化にもつながりそうで……。

きょう子先生　障害を認識したい気持ちとそれを否認したい気持ちはおそらく同時にあるのだろうと思います。ですから、障害を認識させる努力だけをするとうまくいかないかもしれません。客観的に障害を見せてくれる第三者、たとえば医療者と、否認したい気持ちを受け止めてくれる身近な人がいて、その間を行き来しながら、徐々にそれを理解し、受容していくプロセスが必要な気がします。

　障害を認識していくプロセスはずっと一直線に上っていくものではなくて、一つの出来事をきっかけにぽんと一段階上がることもある。そういう意味では、活動の場を広げていって様々な経験をすることが、症状の認識につながるのではないでしょうか。

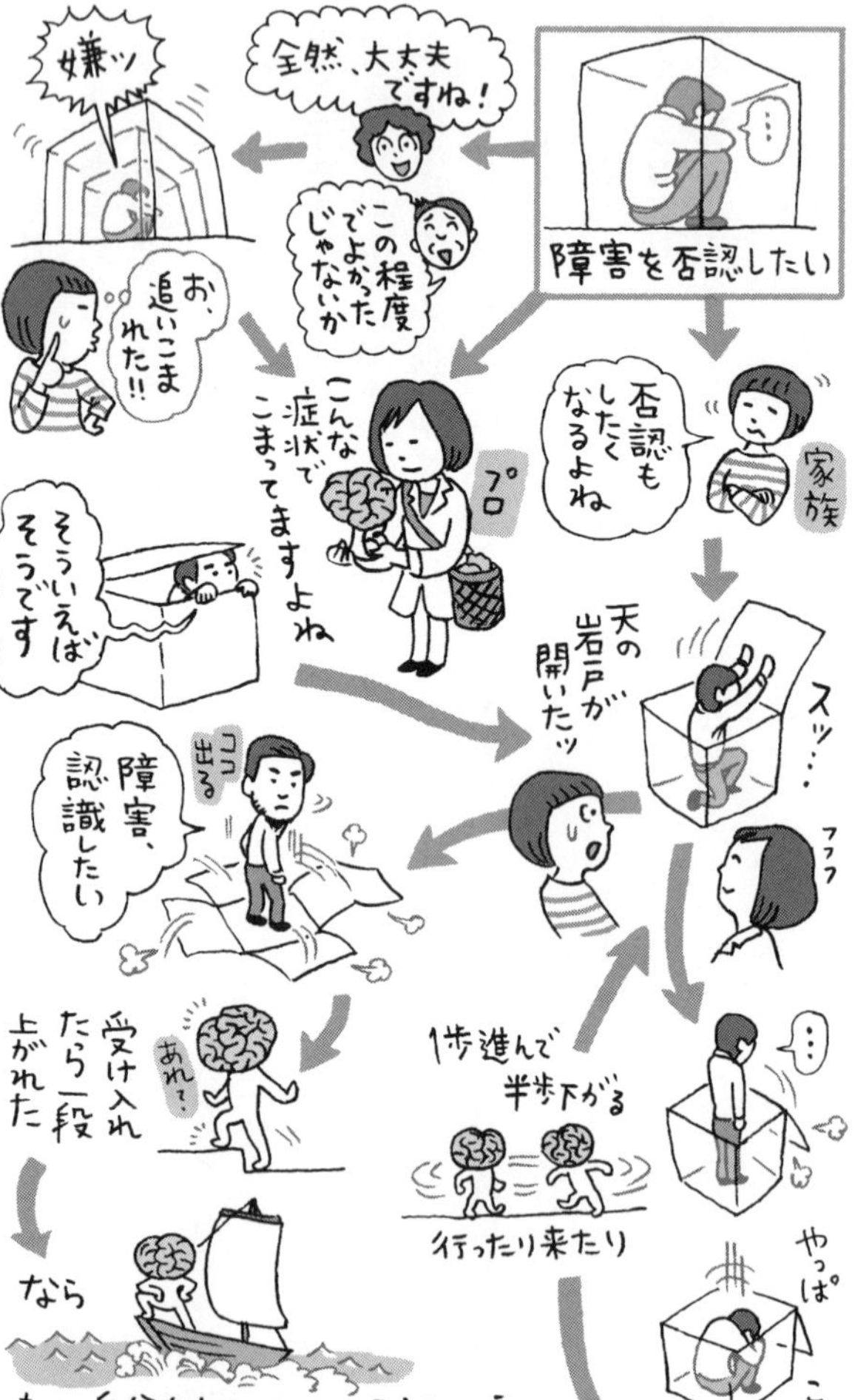
障害を否認したい
…
全然、大丈夫ですね！
この程度でよかったじゃないか
嫌ッ
お、追いこまれた!!
こんな症状でこまってますよね
プロ
否認もしたくなるよね
家族
そういえばそうです
天の岩戸が開いたッ
スッ…
フフフ
ココ出る
障害、認識したい
…
やっぱこわい
1歩進んで半歩下がる
行ったり来たり
あれっ
受け入れたら一段上がれた
なら
もっと自分を知ってみよう！という
能動的自己理解のレベルへ

カミングアウトをどうするか

——身近にいる家族は、高次脳機能障害だということを伝えて、一緒に対峙《たいじ》して日常生活を歩んでいくと思いますが、それ以外の人たちにはどうカミングアウトしていくのがよいのでしょうか。頼るべきところを頼っていくためには、何らかのタイミングで、こういう状態なんです、と周りの人に伝えていかなきゃいけないと思うのですが。

大介　病前の親密度や、それまでのつき合い方によって全然違いますが、妻以外の家族や知人友人に関しては、まず妻に僕の代弁をしてもらうことに頼りました。こんな不自由があるのであしてほしいこうしてほしいって。言っても理解してもらえなさそうな相手には、妻がガードして僕に接触しないようにしてくれるか、妻に隣にいてもらって会うようにして、思えば本当に妻に頼りきりでしたね。これができる当事者家族も特殊に思いますが、妻自身が障害特性を持っているので、彼女には「この人には言っても分からない。言っても無駄」というセンサーがあって、あまり人に期待せず、ドライに人を切り捨てるところもあるんです。あまりいい性格ではないなと思っていたのですが、病後の僕は彼女のそうした対応に救われました。

きょう子先生　奥様はほんとうに最高の支援者ですね。大介さんの周りの人間関係、相手の方の特性を見て、うまく交通整理してカミングアウトする道をつけてくれた感じです。奥様があまりご存じない仕事関係の方に、その当時の症状を理解してもらうにはどのような工夫をしたのでしょうか。

大介　仕事の相手に関しても、かなり特殊なケースだったように思います。というのも僕は文筆業で個人事業主で、発症時に連載中の漫画原作の仕事もあったりして、立場的に「僕が仕事を継続できないと、あなたたちも困りますよね」という、雇《やと》われる人とはかなり違うポジションにあったので。

そのことを前提にして、僕のしたカミングアウトの流れは、こんなものでした。まず、対人取材を伴ったりスケジュールがタイトな週刊誌の記事など、明らかに継続が困難なものについては、もうできませんと伝えたうえで、コメントの提供とかデータ記事の提供なら可能という提案をしました。

問題は、いち早く再開しなければならなかった連載仕事についてですよね。こちらはもう、できないこと、調整してほしいことの全部を、お願いする感じでした。例えば打ち合わせは電話ではできません、メールにしてください。夕方6時以降の仕事は連絡も含めてやれません。指示はシンプルに、一つずつ。一度頼まれた仕事の予定を途中で変更されたり、途中で仕様の変更を言われると、仕上がり時間も質も大幅に悪化するので、できる限り避けてください。口頭での打ち合わせは1対1限定で、文字でやり取りできることは文字ベースで等々。僕自身の締め切りや打ち合わせのスケジュールについても「いつがいいですか」と言われても自分で決められないので、僕のやっている作業と状況と日程を見て、そちらで決めてほしい。でも急がせないでほしい。

きょう子先生　個人事業主として仕事をなんとか継続していくために、具体的な要求をして、ひとつひとつクリアしていったということですね。これは、会社など組織で働いている方とはかなり違う状況です。

お勤めの場合は、勤務先の状況によって、障害の伝え方はかなり変わってくると思います。障害者雇用に理解のある職場であれば、一定期間休職してリハビリテーションを進めてから、障害者枠での復職などにも対応してもらえるため、カミングアウトはスムーズに進みます。一方で、そこまでの対応が望めない場合は、なるべく長期間休職してできるだけ元の仕事に戻れるようにしてから、職場の状況を考慮しながらできない部分を伝えていくことになります。中には、精神障害者保健福祉手帳を取得したと伝えるとやんわりと退職を迫られる、もしくは完全に治るまでは休んでくださいと言われてしまう場合もあります。

個人事業主の場合も、実際に要望を出してはじめからうまくいったわけではないと思いますが、どうでしょうか。

大介　もちろんこうしたお願いは、初めから一気に伝えられたわけではなく、仕事をしながら逐一失敗して苦しい思いをして、そこからどうすればいいのかを伝えていきました。といってもはじめから相手に理解してもらうのも難しくて、時には言い争いになりながらも、何とか調整していくということの繰り返しです。

いやもう、相手からしたら「それじゃ仕事にならない」とか「ふざけるな」の文脈なんですが、やっぱり業種と立場ですよね。担当も僕に付き合うことでなかば身体を壊しながらも、対応を続けてくれ、連載終了までこぎつけることができました。これは漫画原作の担当編集の話ですが、彼がそうやって僕と一緒に無理なことの洗い出しに付き合ってくれたおかげで、他の担当者とか新しく付き合う方にも、その経験を応用してカミングアウトしていった感じがあります。

きょう子先生　その漫画の担当編集者とは病前の仕事上の信頼関係があったからこそ、大介さんが障害を得てからもカミングアウトできたし、それにとことん付き合って対応してくれたということでしょうね。そのやり方を新たな担当者にも応用できたということは、その間に自分の障害の伝え方やどう対応してもらうとうまくいくかというノウハウが蓄積されていったということだと思います。

大介　そうです。それはもちろん、自身の障害に気づくことや、できなくなったことの代償手段や環境調整を深めていくプロセスそのものだったと思いますから、本当にこの担当編集の方たちには頭が上がりませんよね。お勤めの仕事だったり僕にある程度のキャリアがなかったら、間違いなく無理だったと思います。

病後の人間関係・悲喜こもごも

大介　一方、当初は妻が積極的にガードしてくれた友人関係に関して、再びコミュニケーションをとる際、きちんと障害の自己開示ができたのは一部の人に過ぎません。「鈴木さんすごく良くなったね」「この程度で済んで良かったね」と言う大半の人たちには、実はこういうことで、まだまだ全然つらいんだよねっていうことは言えなくて、黙るしかなかった。返事のしようがないので「死ぬかと思いました」って毎度言ってましたけど、「まだ死にそうなんです」っていう本音は、言えなかったですね。

それでも一部の親しい友人には、いま自然に話せる相手がすごく限定されているけれど、君らとだったら話せるから、リハビリに付き合うと思って話してほしいって言ってました。お酒飲むと話しやすかったんで、お酒飲んで一緒に話す機会を作って。リハビリ呑《の》みは、いまでも続いています。

きょう子先生　お酒を飲むと話しやすいのですね。余分な構えが取れて、本音を出しやすいからでしょうか。聞くほうもあまり深刻にならずに自然に受け取れるのかもしれません。一方で、なかなか障害のことを伝えにくい相手もいるのではないかと思いますが、どうですか。

大介　どうにもこうにも、一番話せなかったのが、自治会とか地域の人たちですね。僕は消防団の訓練期間中に倒れたんで、地域の方は僕が脳梗塞で倒れたことは皆知ってるんですが、高次脳機能障害が残って、こういうことができませんっていうのは、やっぱり言えなくて。

なので、消防団の会計とか部長とか、自治会の組長とか、地域の回り役がくると、なし崩し的に引き受けるしかなくて、地獄のような経験をしましたね。ミスをしたりできないことがあるたびに、妻と一緒に事情を説明しに行ったり。例えば草刈りの予定だったのに朝雨が降っていたら、そのときの組長の僕が全員に電話で中止の連絡をしなきゃいけないのだけれど、僕には絶対にできない。妻と一緒に自治会長のところに謝りに行きました。

きょう子先生　その苦労は患者さんからよく聞きます。特に農村地帯など地域のつながりが強い地区ではその中での役割がしっかり決まっていて、何年かおきに義務として回ってくるので避けられないと。その場合も麻痺など他人から見て分かりやすい障害だと免除されることがあるそうですが、高次脳機能障害は外見からは分かりにくいので理解されない。皆やっているんだからと周囲からの圧力がすごいようです。あまり大変な場合には、地区の中心となっている信頼できる方にカミングアウトするために、診断書を書いてお渡ししたこともあります。大介さんはどうやって乗り切ったのですか。

大介　消防で役職を受けたときは、団の中に、元々コミュニケーションが苦手そうな感じの、いわゆる当事者性を感じる部員がいて、彼なら僕のことも分かってくれるかもしれないということで、カミングアウトしました。リマインドとか分からないことの確認とか、本当に細かく助けてもらって、泣くほどありがたかったです。

ただ、結局病後4年ぐらいは、病前から心を開ける人間か、一部の分かってくれそうな人か、生きていくうえで絶対話さなければいけない人以外にはカミングアウトできなかったっていうのが実際だと思います。地域でも、家族でも、友人でも、この人にはカミングアウトできるっていう相手が各集団に1人いれば、その人を介して必要な部分だけ理解してもらえればいいと思っていたんですね。

きょう子先生　たしかに0と1では全然違いますね。その方が媒介してくれることによってその集団の中に小さいながらも居場所ができますから。その上で、活動の場が広がっていくと、もう少し分かってもらいたい、もう少し仕事をしやすくしていきたいということも出てくると思うのですが、いかがでしょう。

大介　そうですね。カミングアウトの濃度をコントロールすることを徐々に覚えていった感じがします。きょう子先生たちもそうですが、僕が当事者の立場から何冊か本を書いたことで、何人もの援助職の、しかも高次脳機能障害における頂点みたいな方々とお話をすることができました。その中で、自分の症状をどのように伝えれば分かってもらえるのか、もらえないのかがずいぶん自分の中で明確になって、自己開示のチューニングを学んだんですね。障害に知識のない人でも、この人なら全部開示して協力をお願いできる、この人は必要なところだけ配慮をお願いすれば分かってくれる、この人は言っても無駄だから健常者のふりをして浅い付き合いをするだけでいい、って感じで。

結局このチューニングの感覚は、僕の妻と同じなんですよね。「言っても分かってくれない人」はドライに切り捨てて、分かってくれそうな人には積極的に開示していく。最近ようやくこれができるようになってきました。

きょう子先生　何年かかって自己開示する仕方を学習してきたということですね。症状の分析や伝え方が洗練されてきたと同時に、話が伝わる相手かどうかを見分ける力もついてきたのはすばらしいです。

本を書いたり、講演をしたり、色々な方と話したりすることを通して開発されてきた能力だと思います。それと、当事者の先輩である奥様の存在も大きかった。高次脳機能障害者としては特別な訓練を積み上げてきたような状況ですが、大介さん以外の方にも参考になる部分はたくさんありますね。

安全基地をつくる

きょう子先生　大介さんの場合は、この人なら障害について話せるという人をある程度自分で選べる状況でしたが、それができない当事者の方も多いです。そうすると家族とか、誰かが代わりに伝えなくてはいけない場合もよくあります。町内会で会うくらいの方たちからは、「近所を普通に歩いているのに、どうして町内会の仕事ができないの？」というふうに見られやすいので。

大介　そうなんですよね。自治会の役なんて初めてやる作業ばかりなので、手続き記憶もないし、びっくりするくらいできないんですが、皆無理を抱えている中で引き受けているし、うちの近所は高齢化の進む農村なので、それこそ少し認知機能的に落ち始めている高齢の方も役職を受けたりされて、断れないんですよ。

なので、自治会関連では、この人には何か説明しても分かってもらえないかもしれないっていう人の所に会いに行くときは、妻に同行してもらうことにしていました。妻に僕の代弁をしてもらうわけじゃないんです。話の主体は僕なんですが、そこでうまく話せなくなったり話が通じなくて困っても妻がうまくサポートしてくれると信じられるだけで、激しい話しづらさが緩和される感じがして、本当に助かりました。

きょう子先生　それだけでも安心感が違いますよね。

大介　そうなんです。安心感があると、いきなりスペックが上がるんですね（笑）。逆に不安があると、一気にスペックが下がる。

きょう子先生　そう思います。

大介　不安なときと安心なときのスペック差が、病前と病後では自分でもびっくりするぐらいに違いますね。不安な状態のときのスペックダウンが著しい。安心することでスペックが上がることより、不安による下げ幅がすさまじく大きくなったように感じます。

認知症も似ている

きょう子先生　高次脳機能障害の話は、認知症について問題になっていることと重なる部分が多いですね。それもそのはずで、学問的な意味では、認知症は広い意味の高次脳機能障害に含まれます。認知症の定義は、高次脳機能障害によって社会生活がそれまで通り行えなくなった状態と定義されています。ただ、一般的には認知症は中年期以降に発症して、進行性のものを指すと理解されていますね。

大介　認知症の方とお話をすると、症状の重複が発達障害以上に多くて驚きますが、やっぱり違いはあって、高次脳機能障害は人生の途上でいきなりドーンと進行した認知症みたいな状況に叩《たた》き込《こ》まれるので、ショックが大きいです。一方で、認知症は徐々に症状が現れて、徐々に進行していくことで、ショックよりも不安や恐怖のほうが大きい感じです。どちらもつらいけれど、高次脳機能障害はそれ以上悪くならないという点で、認知症のほうが残酷に感じます。

また、同じ認知症でも、若年性認知症のほうが中途障害としてのショックが大きくて、高齢の認知症だと、その状態にソフトランディングするようなイメージも感じました。高齢の方は、徐々に色んなものが下がっていって、ある所はどーんと下がり、ある所は残っていて、まだらな状態で最終的にどーんと下がるみたいな。あくまで印象ですが。

きょう子先生　大介さんのイメージしている認知症は、アルツハイマー型認知症などの神経変性が原因で起こる認知症ですね。このタイプの認知症はいつの間にか発症して徐々に進行し、根治療法がないので不安は大きいと思います。特に若年性認知症の場合はまだ現役で仕事や子育てをしている年代なので、生活への影響は大きいです。高齢発症の認知症だとすでに第一線から退いている方が多いので、多少能力が落ちても要求されることが少ない分、影響が出にくいとは言えます。

大介　一方で発達障害に似ていると僕はよく言いますが、光や音といった外部からのものにせよ、思考や言語の想起のような内的なものにせよ、脳の情報処理が難しくなる点では、自閉症の方と似ているなあというか、ほとんど同じだなあと思っています。高次脳機能障害の当事者感覚は、障害特性に気づかずに一般学級で進学していって、大学進学や就職というタイミングで特性が障害化する、いわゆる大人の発達障害に近い感じがします。

とはいえ生得的な発達障害特性の持ち主は、生きてきた中で基礎的な環境調整を身につけているし、その不自由がない状態の自分を知らないという差は大きいですよね。僕らは不自由がない頃の脳の機能を知っているし、環境調整や代償手段などとは一切無縁で生きてきているから、素っ裸でゼロスタートのような感があります。まあ、病前の経験やキャリアがあるというアドバンテージもあるので、どちらが楽かの話にはできませんけれど。

いずれにせよ、誰でも加齢する中で認知機能は衰えていくわけで、人生の途上や人生のスタートから障害特性と折り合いをつけて生きてきている僕らは、高齢になれば意外に健全なままで生きてきた人たちよりも立ち回りが上手にできるのかな。今よりさらに機能が落ちたらどうなるんだろうという不安と、意外に行けそうという期待と、半々の気持ちです。

きょう子先生　難しいところですね。加齢による変化が起きた場合、脳損傷の既往があると、脳機能に余力がない分、認知機能の低下がはっきりしてくるのが早い可能性はあります。一方で、障害に対応する方略をすでに身につけていることで、なんとか工夫できる面があるかもしれません。

大介　とにかく、急性期の状態をもう一回味わうのだけは絶対に避けたい。世界が壊れている感じ、あれはもう一生、最後まで経験せずに死にたいですね（笑）。

きょう子先生　脳卒中について言うと、再発予防が重要です。一度脳梗塞になった方は、そうでない方に比べると、また脳梗塞を起こす確率は高いのです。脳梗塞を起こしやすい要因が生活習慣や器質的にあったわけですので、それを改善していく必要がありますね。

病後だからこその人生観

――高次脳機能障害があったからこそある自分という切り口では、どう捉えていらっしゃいますか。

大介　何かをやって結果を出すっていう人生のスパンを、長期で見られるようになったことが大きいです。1冊目の闘病記に「性格習慣病だった」と書きましたが（『脳が壊れた』）、脳梗塞にならなくても僕は別の病気で倒れるまで突っ走っていたと思うんです。ただ、40代や50代で脳卒中を起こされた当事者の話を聞くと、結構同じタイプが多いんですよね。あくまで体感ですが、この程度の障害でそうした性格や習慣を矯正《きょうせい》できたこと、せざるを得なかったことは、結果として良かったと考えています。

あと、「待ちのコミュニケーション」ができるようになったことも、病前より良いことに思います。人と話すときに自分の言いたいことを伝えるのと人の言いたいことを聞くっていうこととのバランスが、後者にかなり傾いて、人の話をゆっくり落ち着いて聞けるようになりました。自分が話すのは苦手になったままですが、人の話を聞くことについての機能が変わったように思います。取材記者を辞めた後にそうなるか？　とは思いますけど。

きょう子先生　ルポライターは基本的に人の話を聞くお仕事だと思いますが、病気の前と後でどんなふうに変わったのでしょうか。

大介　ルポライターのときは、人が言いたいことがあるんだけど言葉にならないのを、どんなことを言いたいのかなって対話の中で言語化してあげて、そうそうそうそう、って相手の言葉を引きずり出すようなコミュニケーションをしていました。相手が気づいていないことを話の中で掘り出す、本人が気づいていないことを一緒に思い起こしたり経験を再体験しながら、そのときの気持ちや、忘れていたけれどこんな出来事があったってことを一緒に思い出す。そういう作業を得意としていました。

けれど、それって結構暴力的なコミュニケーションなんですよ。人によってはフラッシュバックに至るような記憶に無理やり対峙《たいじ》させてしまうことにもなるし、僕の言葉でバイアスがかかるし、誘導だってできるし。でも、僕が先回りして補塡《ほてん》してあげた本人の気持ちと、本人が悩み抜いて何とか伝えたいという思いから出た言葉って、多分違うんですよ。僕は今までは先回りしすぎていたなあ、と。今の会話の仕方のほうがいいと感じています。

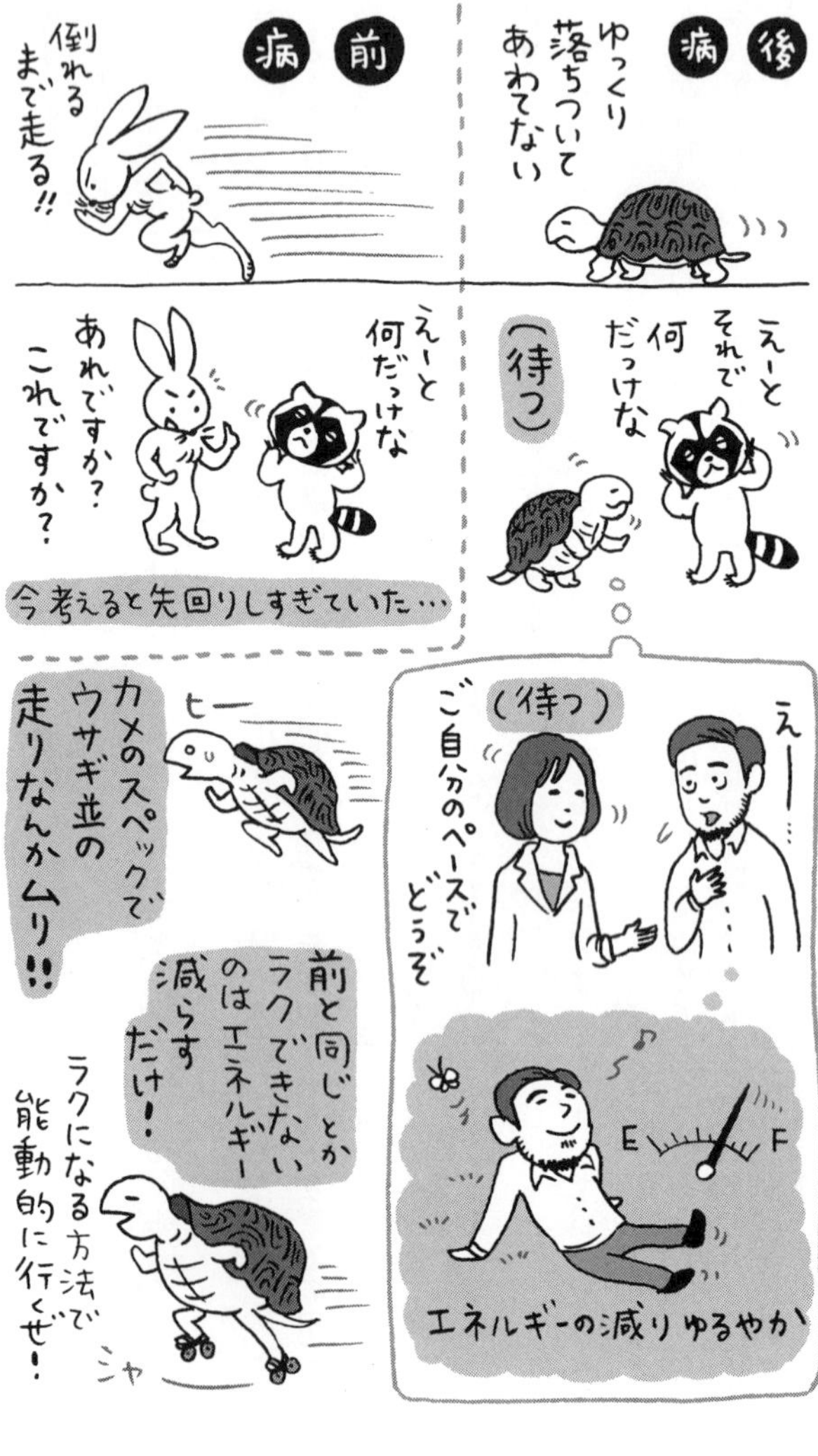
病後
ゆっくり落ちついてあわてない
病前
倒れるまで走る!!
えーとそれで何だっけな
(待つ)
えーと何だっけな
あれですか? これですか?
今考えると先回りしすぎていた…
(待つ)
えー……
ご自分のペースでどうぞ
E
F
エネルギーの減りゆるやか
カメのスペックでウサギ並の走りなんかムリ!!
ヒー
前と同じとかラクできないのはエネルギー減らすだけ!
ラクになる方法で能動的に行くぜ!
シャ

きょう子先生　もしルポライターに戻られたとしても、前とは違うスタンスでそういう方の話を聞ける可能性があるのではと思いますが、どうですか？

大介　とりあえず作業記憶が低く、人の話を正確に聞き取るだけで精一杯な状態ではあるので、難しいです。その人に一番必要な言葉を選び抜いて返すというのも記者の大事な仕事だけど、聞き取りながらそのベストの言葉を同時に考えるのは、やはり難しいし。

それとは別に、やはり感情のコントロールが難しいので、その人の苦しさをどこまで自分ごととして受け入れるのか、その人の負っている責任をどこまで自分の責任として関わるのか、そういう境界線を見極めるのも難しくなっています。

もともと僕は他人の問題を自分ごとに引き寄せやすい特性を記者の仕事に有効活用できていたタイプですが、今は引き寄せすぎる。病後5年目の1年間で、仕事の打ち合わせ中に気持ちが持っていかれて涙が止まらなくなるなんてことが3回もありましたから、病前通りに社会的困窮者をターゲットとする取材は、かなり困難に思いますよ。

きょう子先生　そういうことなのですね。先ほど「待ちのコミュニケーション」ができるようになったという点を挙げられていましたが、「待ちの姿勢」は臨床的にも大事です。私も高次脳機能障害の方の話を聞くときには、その方のペースに合わせて待つようにしています。

ペースを乱してしまうと口を閉ざしてしまうので、そうならないように。医療の現場は忙しすぎるので、そこまで時間をかけられないという現実もしばしばあるのですが。

大介　そうしてくださっていること、ほんとうに一発で分かりますよ。きょう子先生と話していると、そうした配慮のない方と話しているのに比較して、認知資源の減る速度が半分ぐらいに感じます。かなり疲れないです。

有限性を知る

大介　あとは、前にも話しましたが自分の認知資源、つまり脳のエネルギーが有限であると分かって、有効活用できるようになったことですね。純粋に認知資源そのものは病前と比較できないほど減ってしまって、一日でやれることは少ないし、消耗度合いも激しくなってしまってはいるんですが、そうなることで、認知資源をセーブする、疲れずに生きるということを学べました。

自分が何に削られているのかに気づき、それを回避することのメリットは、単に疲れないとか、仕事の持続時間をキープできるだけじゃなくて、生活全体に余裕が出るってことなんですよね。

実は仕事をするとか家事をするだけじゃなく、夫婦関係の維持やら友人関係のケアやら、生活におけるあらゆるものって、全部同じお皿の中に入ってる認知資源を使っていると思うんです。なので、生活の端々《はしばし》で認知資源が削られないように心がけることが、全く違うシーンでの余裕につながる。人生の途上でこれを知れたことは、本当に財産だと思います。

きょう子先生　生活の優先順位がはっきりしてきたという感じですか。どれが自分にとってより優先度が高いのかを見極めるような。

大介　慎重になった、に近いです。昔はどんな環境にも猪突猛進《ちょとつもうしん》に全部突き進んで、削られて削られて削られて、でも頑張っていた。たぶん周囲に当たり散らしたり迷惑をかけたりしていたかもしれないけれど、自分が頑張ればどうにかなるって思っていました。

けれど今は自分が有限な存在で、頑張っても何とかならないのが分かっている。例えば仕事ですごく頑張っているときに同時に妻に優しくするって難しい。妻に優しくするんだったら、その分の認知資源を他でキープしなければいけないんです。それこそ雑踏に行かないとか、不快な情報に触れないとか、妻と仕事しかないんだったら、それ以外の消耗要素を全部なくす。妻に優しくしたい日は家事をあきらめちゃえばいいし、家事をやらなきゃいけなくて、しかも妻と一緒にいなきゃいけないときは、一回仕事をあきらめればいい。

雑踏に出るときに耳栓をすると夫婦関係が良くなるなんて、病前に聞いたらオカルトかと思ったでしょうけど。有限なものを使っているわけだから当然なんですよね。必要じゃないもの以外のところで自分の脳を削ることをやめる、それを徹底してできるようになった。それは優先順位か。そうですね。

きょう子先生　働きながら小さな子どもを育てていた頃の私と一緒だなと思いました。仕事、子育て、家事、すべてに全力投球はできないですよね。だから優先順位をつけて、今は何が一番大事か考えて、有限なものを分配していく感じ。もちろん周りの人からは最大限の協力を得ていたわけですが。

大介　そう！　そういうことに気づく機会がないから、男ってダメなんです。実は僕の本に書いた障害特性やエピソードに共感をくださった読者の中に、出産育児を経験された女性がたくさんいたんです。出産ってそもそも生命の危機に近いイベントだし、妊娠期間中の人間の認知資源って相当削られている。出産して育児中はもっと削られるっていう状況なので、子どもを見ているとき夫なんか構ってる暇ないし、本が読めなくなったりお会計でお金が数えられなくなったり、一時的にワーキングメモリがひどく落ち込むような経験をされたって声を聞かせてもらって、なるほどと思ってしまいました。そうした経験の中、女性って意外に高次脳機能障害の当事者と似たような認知資源ギリギリの中を切り抜ける経験をなさっているんです。

きょう子先生　大変なときは外食するとか掃除はしないとか、あとは外注できる部分は外注するとか、あきらめどころを作ることも大事です。

大介　考えたこともなかったですよ。ほとほとあきらめの悪い人間だったのに、今は結構あきらめるのが得意になりました。

以前は仕事部屋を妻と共有していて、彼女が持ち場の裁断机を散らかし放題に散らかしていると、いちいちイライラして仕事に支障をきたしていましたが、先日ふたりで部屋を半分にパーテーションして、妻の部分は散らかし放題に散らかしていいよというルールにしました。広い仕事部屋をふたりできれいに使うってことを、あきらめちゃった。でもそうしたら、本当に楽なんですよね。

怒るってとてもエネルギーを使う心理活動なので、あきらめて怒らなくなると、誰よりも僕自身が楽なんです。相変わらず脱抑制的なところで怒りの感情のコントロールが難しいこともあるのですが、習慣的にそもそも怒らない、怒るような状態にならないこと。怒っちゃったときに、こう考えたら怒るのばかばかしくなってこない？　っていうような気分のシフトを覚えることができました。

病気を経て一回乱れきった結果、病前よりもそういうコントロールがついたことは進歩だったと思いますね。

脳は壊れても人生は続く

大介　たぶん病前の僕は、脳梗塞なんて40代でやったら、その人の人生アウトでしょって思っていたんです。だけど自分がなってみたら、死ななかった時点でアウトってことはなくて、その後の人生が続いちゃうんですよね。続けなくちゃいけないんです。

きょう子先生　様々な不自由さをよくよく見つめ直して、どうやったらうまくいくだろうと次の段階として考えてきた結果、前よりも生きやすくなってきた部分があるということですね。長期スパンで物事を考えられることも、自分の資源を有効活用することも。

大介　そうです。

きょう子先生　高次脳機能障害になったからそうなった、という単純なことではないでしょうね。あくまでも大介さんが奮闘してきた結果ということではないかと思います。

大介　楽にならないと死んじゃうから、楽になろうと思って努力して、副産物として楽になる方法を覚えましたっていう印象です。病気になるまでは、楽になることを知らなかったのです。そのプロセスとして、やらないと死んじゃうって七転八倒するところはみんなクリアしないといけない。

「積極的に人に頼る」という戦略

きょう子先生　障害にどう対応するか、楽になろうと様々な工夫をして乗り越えた結果、生活習慣が変わったり、人生の見方が変わったりしてきたということでしょうか。

大介　そうですね。僕が思っていたより人生って長くて、病後の人生っていうものも、本当に長いんですよね。中途で障害を持つことになって、その長い残りの人生を当事者として生きていかなければならないなら、僕は「能動的な当事者」ってものに着地させてあげるのも、援助職の役目じゃないかって思うんです。

不自由な思いをしていても、何か環境調整をすることで、その不自由がふっと解けるような体験ってあちこちにありますよね。そういう体験に手ごたえを感じることで、当事者が自分自身が楽になるために自発的・能動的に環境調整や代償手段を探す段階に至れば、援助職が全部お抱えで支援しなくても徐々に自分で進み出すステージにたどり着けると思う。自力で環境調整探しをするようになる。援助者は、当事者をそこに結びつけるように、後押しすることが大事な仕事だと思います。

きょう子先生　日常生活がうまくいかないのか、仕事のどこかでうまくいかないのか、環境調整と一言でいっても色々な段階と場面があるので、患者さん自身が見つけて調整していける力をつけることが大事、ということですね。

大介　そうなんですよ。その人の生活環境や、仕事や年齢、キャリア、対人関係等々によって、出てくるお困りごともやれる環境調整も全然違ってくるし、生活や仕事のステージが変わればまた新しい課題も出てくる。そうなると、とても他人がカスタマイズできる範囲には収まらなくなってくるし、いつまでフォローし続けるかという問題も出てきますよね。であればやっぱり、自分で主体的に環境調整を探し出せるような戦略的当事者に育てたほうがいいです。何かコツがあるとしたらどういうものかな。

きょう子先生　やりながら考えるということでしょうか。考えてからやってみる、ではなくて。やってみて、だめなら調整して、やってみてまた調整して。大介さんが仕事に復帰されるまでの話を聞いて、走りながら修正していくイメージかなと思いました。

大介　ああ、そうですよね。やっぱり転ばないと気づかないって部分はどうしてもあるから、

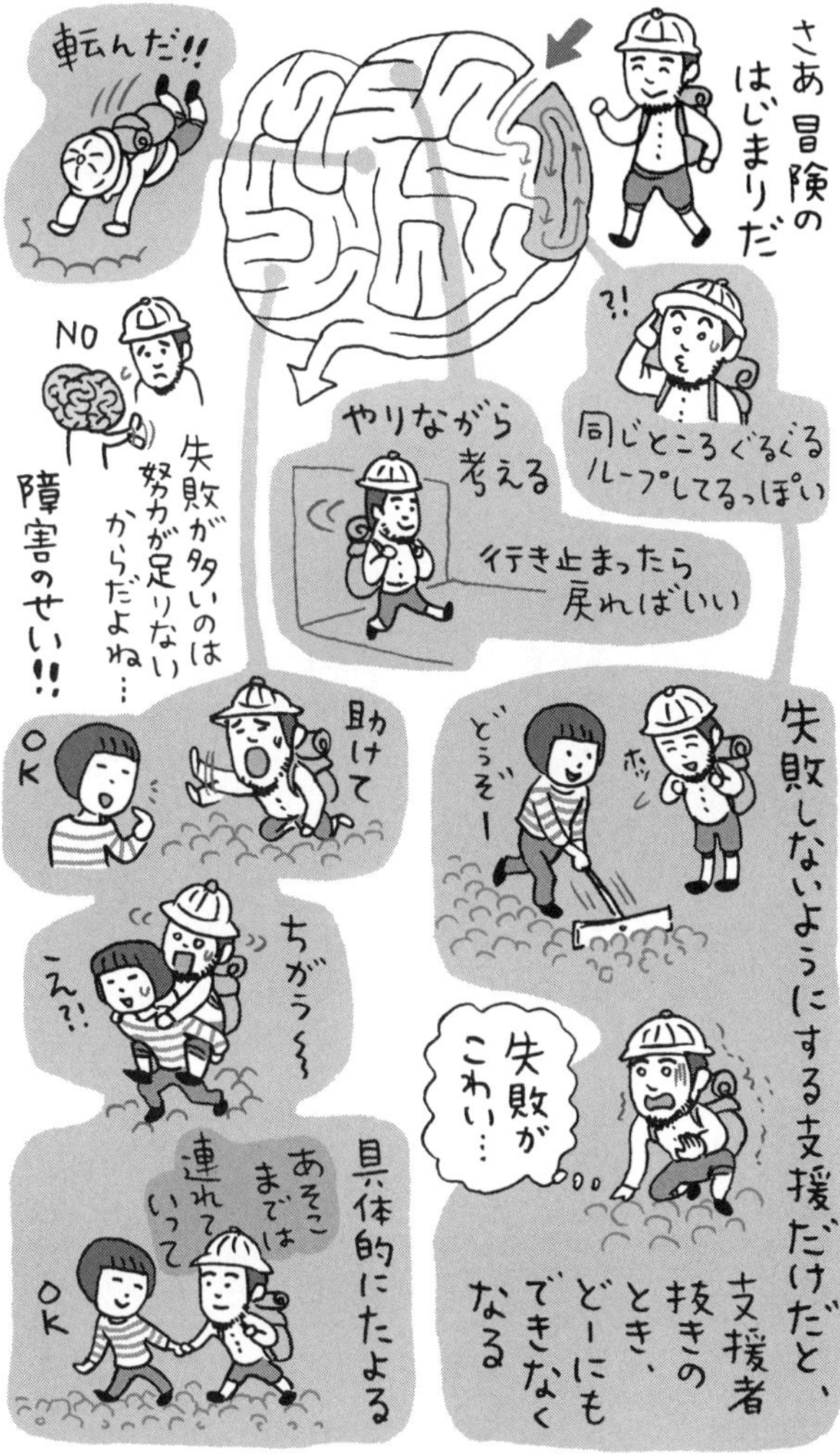
さあ冒険のはじまりだ
転んだ!!
?!
同じところぐるぐるループしてるっぽい
やりながら考える
行き止まったら戻ればいい
NO
失敗が多いのは努力が足りないからだよね…
障害のせい!!
失敗しないようにする支援だけだと、
どうぞー
ホッ
OK
助けて
ちがう〜
え?!
失敗がこわい…
支援者抜きのとき、どーにもできなくなる
具体的にたよる
あそこまでは連れていって
OK

転ばないようにする支援だけではだめですね。であれば、その初期の段階、特に退院直後とか復職直後からしばらくの間、当事者が毎日頻発するトラブルやミスに対して心が折れてしまわないように、その失敗が自分の甘えや弱さのせいではなくて障害のせいだということ、それを緩和する手段があるってことを、ケアしてほしいです。

きょう子先生　そうですね。

大介　特に大事なのは、つまずいた時に自分自身の根性や我慢や努力で何とかしようとする癖《くせ》をやめましょうって伝えることだと思います。なぜなら、最大の環境調整・代償手段って、他者に頼ることを覚えることだから。

僕らは中途障害ゆえにプライドも高いし、何かあっても自力でやり遂げようとする癖が染《し》みついていると思うんです。けれど、ちょっと人に頼れれば、できないことがドーンとできるようになるとか、少しの弱音を理解してもらって安心を得ることで不自由が一気に解消する。そういうことを経験して、腑に落ちることで、やっと積極的に人に頼って生きていくことが戦略的だって気づくと思うんです。頼ってみたところで嫌な顔をする人は案外少ないし、むしろ頼ったことで人間関係が深まったりするんでね。

きょう子先生　支援を依頼するとき、「助けてください」だけでは、相手も何をどう助けていいか分からないですよね。自力で調整していくためには、5W1Hのように、誰にどんなことをいつ頼むかというのが具体的であればあるほど、実現の可能性が高まると思います。

大介　本当にそうですよね。ただ助けてとか、「障害に配慮してください」って言うだけでは、実は全然伝わらないんですよ。信じられないほど細かくてどうでもいいところでダメになっちゃうので、一つ一つ経験しながら、パッチを当てていく感じです。例えば「パニックになるので、講演会の本番前に名刺を渡しに来ないでください」とか、高次脳機能障害の地域支援拠点のスタッフですら、言われて「ああ‼　そうだったんですね」って感じだし。僕自身も経験なくして予測できるはずもないことだし。

きょう子先生　一回経験しておくと次のときには、そういうのはダメなので、と言えますよね。自分で要望を伝えられないときは、どなたか代弁者と一緒に行っていましたか。

大介　そうです。そういえば、実は仕事で新規の取引先と初対面の打ち合わせがあるときに、僕の症状をうまく代弁してくださる担当編集者に同行を依頼することがありました。商売敵を引き合わすみたいな非常識な話なんですが、そうやって思い切ってお願いしてみると、張り切って助けてくれたりして……。

支援者の支援

きょう子先生　高次脳機能障害があってもより良く生きるためには、当事者と支援者との共同作業が欠かせないですね。その共同作業がうまくいくためには、どんな支援がほしいかという当事者の視点と、どんな支援をしたらいいのか不安に思っている支援者の視点の両方を考える必要があります。身近な支援者の支援は、医療職などの専門家の役割が大きいと思います。身近な支援者に対する教育はもちろんのこと、その人たちが追い詰められないような社会的なサポート体制なども長期的に考えなくてはいけないですね。当事者の視点として、大介さんのご経験でこんな支援が良かったというのはありますか。

大介　そうですね。一番注意してほしいのは、当事者が支援拒否に至らないような支援っていう大原則だと思います。まず、当事者を破局的な混乱に陥らせないための配慮として、早口をやめるとか、こちらの言葉を遮《さえぎ》らないとか、こちらが苦しいと訴えていることについて、肯定で捉えるという、当たり前すぎること。でも正直に言えば、この当たり前ですら分かってくれている支援職は、本当に一部だったと思います。苦しいですって訴えているのに「大丈夫ですよ」って言われるのは、本当に耐えられなかった。

それでいうと、通院リハのときのＳＴ（言語聴覚士）の先生は、こうあってほしい支援職のお手本のような方でしたね。僕が1週間にあったつらかったことを毎回書き出して行って読んでいただくと、ものすごい困った顔をして、ため息をついて、これはつらいわねと言って、もうその顔だけで共感してくれていることが分かって、ありがたくて泣きそうになりました。僕がつらい状況にあることに、その先生ご自身が同じくらいつらいわよって、そういう気持ちが伝わってくるんです。

一日中涙が出ちゃったことを伝えると、「鈴木さん、泣きそうな状態を我慢しようとしているのは、抑制の機能のリハビリになっているから、今していることもリハビリなんですよ」と言ってくださった。それは、日常生活で色々なお困りごとに直面して、その中で一生懸命あらがっていくことがリハビリそのものなんだ、とも翻訳できる。日常生活が一番のリハビリだ、という助言をその時点でいただいていたんだな、と思います。

その当時僕の抱えていた話しづらさに対して、具体的な解釈とか有効な課題をいただけるわけではなかったけれど、その表情が何よりのケアだった。

きょう子先生　言語聴覚士に共感してもらったり、自分のしていることを肯定してもらえたりすること自体が、大きな支援になっていたのですね。身近な支援者としてはどうでしたか。

大介　日常の支援者としてはやはり、苦しいと言わなくても、不自由だと説明しなくても、僕が陥っている状態を見越してケアしてくれた妻の存在。けれど、彼女があまりにスーパーご家族であってくれたせいで、逆に僕は「苦しいと言わなくても分かってくれる人」にしか頼れないという、ある意味面倒な支援拒否モードに入ってしまったという側面もあります。だってどんなリハビリの先生よりもリハ医よりも、妻のほうが僕のことを分かってくれるから仕方ない。

きょう子先生　たしかに奥様はスーパー支援者ですね。

大介　ただ、そこから闘病記を何冊も書いたこともあって、僕のほうからではないけれど色々な支援職の方と出会って、苦しいと開示すれば分かってくれる、分かってくれないにしても配慮してくれる方々もいて、これはちゃんと苦しいって言えたほうが戦略的だぞ、と考えられるようになった。そこから前にお話しした、自己開示度のチューニングにまで徐々に進んできました。

　そう考えると支援職の方にお願いしたいのは、「泣き言を言えたほうが楽になるぞ」、「自力で乗り越えようっていうのは不利だぞ」と当事者が思える、パラダイムシフトのような体験をさせてくださいってことです。

「生きやすさ」のためのワンチーム

きょう子先生　自分で何でも解決してきた病前のやり方から、誰かに頼ってもいい、むしろ頼ったほうがいいというふうに考え方を変えるきっかけを与えてほしいということですね。パラダイムシフトするのはやはりご本人なので、そう思えるような体験やヒントをうまく提供できるかがプロの腕の見せ所だと思います。

大介　そうなんですね。でも一方で、著書を入り口に支援職の方々と交流する中で、当事者のことを分かってあげたくても、支援期間に制度の壁があったり、病院の方針や経営側の高次脳機能障害への無理解があって、どうにもならないという支援職の悲鳴も聞こえてきました。高次脳機能障害の支援はまだまだ未熟で、地域差も大きく、熱意があればあるほど、支援職の本気が空回りしてしまう現実があると思うんです。

きょう子先生　残念ながら、現実はかなり厳しいところがあります。高次脳機能障害を理解して対応に当たれる人材の不足や、制度的な問題など山積みです。ただ、少ない資源をいかに有効に活用するかという工夫はできそうな気がします。

大介　ひとつ言えるのは、高次脳機能障害のアセスメントとか支援方針とかって、支援職のみでは無理なのではないか、当事者の自力だけでも無理なのでは、ということです。支援職と当事者やご家族が協力して、病前能力から失われているものは何か、残っているものは何か、どんなパッチが当てられるのかを探し出していく、そんな協働態勢での支援・リハビリを、制度や病院側がバックアップできるような体制にしていくことが、望ましいのではないかと思います。

きょう子先生　はい、人によって病前能力が違い、高次脳機能障害の中身も違うことを考えると、生きやすさを再獲得するためには、当事者と身近な支援者の協働作業が必須です。その身近な支援者を支援するプロとして、医療職や社会制度に関わる人材が参加していけるといいですね。

身近な支援者になるのは、最近はお一人暮らしの方も多いですから、ご家族とは限りません。ご家族がいても、その方が経済的な面を支えることになると、当事者を支援できる時間は限られます。そうすると、介護職や障害者施設の方の支援が必要な場合もあります。さらに広げると、地域や職場関連の方の中に高次脳機能障害について理解のある方が点在していると、さらに生きやすくなると思います。実際、大介さんはこの6年かけて、こういったことを積み上げてこられたのですね。

大介　そうですね。特に仕事については障害理解の滅法深いフリーランスの担当編集者が最も濃い「点」となって、その方を介してお付き合いする取引先の方々にも理解とか配慮のポイントがじわっと広がって、今では取引先が全体的に配慮でカバーされている感じがします。家族親族関係では妻がその濃い点。全方位に濃い点を作るより、その周囲に理解が広まるイメージのほうがローコストに感じています。1冊目の闘病記では「全ての人が妻のようであってほしい」という無理なお願いも書いてしまいましたけれど……。

きょう子先生　大介さんのように障害に関する情報にアクセスしやすかった方だけでなく、そうでない当事者やその周りの方が適切な支援を受けられるようにしていかなくてはいけないと改めて思います。全国の家族会の方も地道な活動を続けていらっしゃいますし、大介さんは文筆家として、私たち医療職は脳の専門家として、国立障害者リハビリテーションセンターなどの厚労省の諸機関は制度面で、それぞれが少しずつですが前に進んでいると思います。休まずたゆまず、協働で作業を続けて、10年後には「振り返ればだいぶ良くなった」と言えるように続けていきましょう。

当事者を代表してのお願い――対談を終えて

鈴木大介

本書は高次《こうじ》脳機能障害《のうきのうしょうがい》に携わる若い支援職や、それを目指す学生さんを読者のメインターゲットとしていますが、ここで当事者から読者の皆さんに、いくつかのお願いがあります。まずひとつは、高次脳機能障害は「分かりやすい障害ばかりではない」ことを強く念頭においてください、ということです。

僕自身は軽度の高次脳機能障害と診断されましたが、実際日常生活や仕事の場に戻れば想定外の苦しさや不自由に見舞われ、何度か自ら命を絶つことも考えました。文筆業としては何とか細々続けていますが、病前に誇りをもって続けていた人物取材記者という仕事には、いまだ戻れていません。

軽度だからと言って苦しさがないわけではないし、軽度だからこそ利用できる支援も少なく、理解も得づらく、その後も自力で働いて人生を生き抜いていかなければならない。けれど、支援職の皆さんが学校で習うこと、また書店などで手にすることができる高次脳機能障害に関わる本のほとんどが、非常に重度なものを取り扱ったものばかりではないでしょうか。

重度とは、すなわち分かりやすい障害です。そもそも脳に処理できない情報がある、または病前学んだ経験や知識や技巧等々の蓄積されていたことが喪《うしな》われているという状態、失語や失字、失算、失認、失行、または病前のことをまったく憶《おぼ》えていないといった強度の記憶障害などは、重度かつ大変分かりやすいケースでしょう。

けれど、そうではない、気をつけなければ見逃してしまうような軽度な障害特性でも、支援や理解がなければ当事者は大きな苦しみを抱え、とてもまともに生きていけません。軽度だからお困りごとが軽いわけでは決してない、軽度だからこそお困りごとが多いというケースについて、皆さんには真剣に考えていただきたい。これがひとつめのお願いです。

もうひとつのお願いは、「知識と同時に、想像力を育ててほしい」ということです。ただでさえ分かりづらい高次脳機能障害をアセスメント、支援する基盤として本書では143ページでお話に出た「山菜採りのプロになる」、つまり当事者に起きうる不自由の具体的ケースを知識として蓄積するというアプローチが論題にのぼりましたが、これは支援職の学びと経験がどれほど深いかに左右され、職歴の長いベテランさん以外はアセスメントの主体になれないようにも感じないでしょうか？

そんなことは、まったくありません。

ここで知っていただきたいのは、知識の充実とは別に「想像力の充実でアプローチする支援職」のほうが、当事者にとってありがたく感じる場面が往々にしてあるということです。

例えば先日、とある大学で失語症《しつごしょう》についての講義を傍聴《ぼうちょう》する機会があったのですが、その症状説明の中に、騒々《そうぞう》しさの中で人の話が聞き取れないとか、人の話の意味を聞き取りづらい、言葉を上手に頭の中で組み立てられないといった、左脳にダメージがない当事者にも共通する談話障害の説明が混在していました。

え？　と思いました。本書をお読みになった方なら、「左脳にダメージがない＝言葉には問題がない」ではなく、脳の情報処理速度とワーキングメモリや注意障害があれば、談話障害は必発するということをご想像、ご理解いただけているでしょう。

けれど実際に僕自身、「受傷部位が右だから鈴木さんには言葉の問題はない」という観点で、病後もっとも不自由を感じた話しづらさについて「話せてますよ」という否定で返されたつらい経験があります。

脳の処理速度のスピードダウン、記憶、注意、処理容量の低下、疲れやすさ等々、高次脳機能障害には受傷部位にかかわらず共通する障害特性があって、それらがあれば必発する小さなお困りごとも、数々あります。支援職に求めたいのは、そうした基礎的な障害特性が当事者にあることを大前提に、当事者が訴える不自由や苦しさがどんな機序で起きているのかを想像すること。さらに、そのお困りごとや不自由感には、苦しさが伴っているのではないかと、そこにも想像を馳《は》せてほしいということなのです。

僕自身、医療職や支援職の方々と関わる中、訴えた苦しさに対して「それは○○ですね！」と細かい説明抜きでお困りごとをズバッと理解してもらうのもありがたかった一方で、新人で経験の浅い支援職の方が「鈴木さんのその苦しさがどんな理由で起きているか分からないけれど、一緒に考えて探ってみたいです。おつらいと思いますが一緒に楽になる方法を探しましょう」といった態度で接してくださることもまた、何よりありがたいことでした。前者は知識力ベース、後者が想像力ベースのアプローチとするなら、後者は経験の浅い支援職にでも、明日からでも行える、身につけることができるものです。

経験や知識が浅いから当事者を支えられないなんてことは、決してありません。僕ら当事者を支える想像力豊かな支援者になってほしい、それが本書の読者に僕がお願いしたい一番のことです。

おわりに 「個性」に合わせた支援をめざして

鈴木匡子

本書は文部科学省新学術領域研究「〈個性〉創発脳」の活動の一環として、2019年3月10日に東京大学で行われた市民公開講演会をもとに生まれました。その後、さらに対談を重ねて中身を補充し、ほぼ2年かけて完成したものです。

鈴木大介さんとの合計15時間にもわたる対談は、本当に〝気づき〟の多いものでした。これまで長年高次脳機能障害の診療に携わり、その症状については大体分かっているつもりでした。しかし、大介さんの話を聞いて、まだまだだなあと実感したわけです。当事者が自分の症状について表現することは大変難しいものです。大介さんは文筆家としての病前能力を活《い》かして、実に生き生きと自分の症状とそのときの気持ちを表現してくれました。

これまで私は外から症状を観察して当事者の感じ方を想像していたわけですが、大介さんの話は「やっぱり」より「そうだったのか！」が多かった気がします。たとえば、高次脳機能障害で情動をうまく制御できず、怒鳴《どな》ったり、泣いたりしてしまうときに、当事者がその状態を本当につらいと感じているとはまったく思いませんでした。一般的には、怒鳴られた介護者のほうがつらく感じる行動として認識されていたからです。大介さんの「高次脳機能障害の症状説明のための冊子は他者目線で書かれている」という指摘も目からうろこでした。

本書が完成するまでに2年かかったことには予期せぬ副産物がありました。その間大介さんとやりとりを続けることで、図らずも2年間の高次脳機能障害の回復を目《ま》の当《あ》たりにすることになったのです。市民公開講演会の時は、ご自分の言いたいことがなかなかうまくまとまらず、疲れやすい状態とお見受けしました。それが、ここ数カ月は文章を書き、校正する作業をかなりのスピードで進められるようになっています。この間、他の著作も並行して進めてきたということですので、その回復ぶりには驚いています。もちろん、様々な工夫と、奥様をはじめとする周りの方の助けがある点も大きいと思います。それについては本書に詳しく書かれています。

高次脳機能障害はまれな状態かというと、そんなことはありません。本文中でも触れましたが、重さでいうと、中枢神経系のほぼ8割は高次脳機能に関係しています。ですから、どんな原因であれ、脳に傷がつくと高次脳機能障害になる可能性は高いのです。ただ、高次脳機能障害者は普通に歩いたり、ご飯を食べたりできることが多いため、気づかれにくく、「見えない障害」とも言われます。

日本で高次脳機能障害が取り上げられるきっかけになったのは、交通外傷の後遺症でした。職場復帰しても以前のようには働けない高次脳機能障害者が、それが外傷によるものだと認められないために大変ご苦労なさったのです。そのため頭部外傷者のご家族が立ち上がり、保険会社や当時の運輸省に働きかけたのでした。今は各県に高次脳機能障害者支援センターが設置され、形としては整いつつあります。ただ、大介さんがご指摘の通り、高次脳機能障害者への支援体制はまだまだこれからという状態です。この本を読んで高次脳機能障害に興味をもってくれた方が、将来何らかの形で関わってくれれば、とても力になります。

高次脳機能障害には「個性」があります。病前の状態、脳の損傷部位や原因、それによって生じた症状、その回復過程は、お一人お一人ちがいます。一見似た症状に見えても、その背後にある機能障害は異なる場合もあります。

高次脳機能障害の回復は、複雑なシステムとしての脳に傷がついた後に、どう組み立て直していくかという過程です。それには実にたくさんの要因が関わりますので、各個人に合わせた対応が必要です。誰にでも当てはまるマニュアルはありません。自分に合ったやり方を見つけるまでには試行錯誤を要します。

そうは言っても、これまでに分かってきたことは大いに役立ちます。この本を読まれて、当てはまる点が見つかった当事者やご家族、ご友人もいるのではないかと思います。ぴったり当てはまらなくても、症状や対応を考えるヒントにはなるでしょう。本書から少しでも生きやすくなる手がかりを得ていただければ、これほどうれしいことはありません。

最後に、高次脳機能障害について多くのことを教えていただいた鈴木大介さん、対談と本書発刊の機会を与えてくださった「〈個性〉創発脳」代表で東北大学大学院医学系研究科発生発達神経科学分野の大隅典子《おおすみのりこ》先生、的確な質問を投げかけてくださった東北大学大学院文学研究科哲学分野の原塑《はらさく》先生、膨大な対談をまとめてくださった筑摩書房の伊藤笑子さんに心から感謝いたします。

参考文献

柴本礼『日々コウジ中――高次脳機能障害の夫と暮らす日常コミック』主婦の友社、2010年
柴本礼『続・日々コウジ中――高次脳機能障害の夫と暮らす日常コミック』主婦の友社、2011年
鈴木匡子『視覚性認知の神経心理学』（神経心理学コレクション）医学書院、2010年
鈴木匡子『症例で学ぶ高次脳機能障害――病巣部位からのアプローチ』中外医学社、2014年
鈴木大介『脳が壊れた』新潮新書、2016年
鈴木大介『脳は回復する――高次脳機能障害からの脱出』新潮新書、2018年
鈴木大介『されど愛しきお妻様――「大人の発達障害」の妻と「脳が壊れた」僕の18年間』講談社、2018年

鈴木大介『「脳コワさん」支援ガイド』（シリーズ ケアをひらく）医学書院、2020年
鈴木大介、山口加代子／一般社団法人日本臨床心理士会編集協力『不自由な脳——高次脳機能障害当事者に必要な支援』金剛出版、2020年
鈴木大介／いのうえさきこ漫画『発達系女子とモラハラ男——傷つけ合うふたりの処方箋』晶文社、2021年
山田規畝子『壊れた脳 生存する知』角川ソフィア文庫、2009年
山田規畝子『壊れた脳も学習する』角川ソフィア文庫、2011年
渡邉修『高次脳機能障害と家族のケア——現代社会を蝕む難病のすべて』講談社＋α新書、2008年

chikuma primer shinsho

ちくまプリマー新書376

壊《こわ》れた脳《のう》と生《い》きる——高次脳機能障害《こうじのうきのうしょうがい》「名《な》もなき苦《くる》しみ」の理解《りかい》と支援《しえん》

二〇二一年六月十日　初版第一刷発行

著者　鈴木大介（すずき・だいすけ）
　　　鈴木匡子（すずき・きょうこ）

装幀　クラフト・エヴィング商會

発行者　喜入冬子

発行所　株式会社筑摩書房
東京都台東区蔵前二-五-三　〒一一一-八七五五
電話番号　〇三-五六八七-二六〇一（代表）

印刷・製本　中央精版印刷株式会社

ISBN978-4-480-68402-8 C0247 Printed in Japan